Especialidades consolidadas em fisioterapia

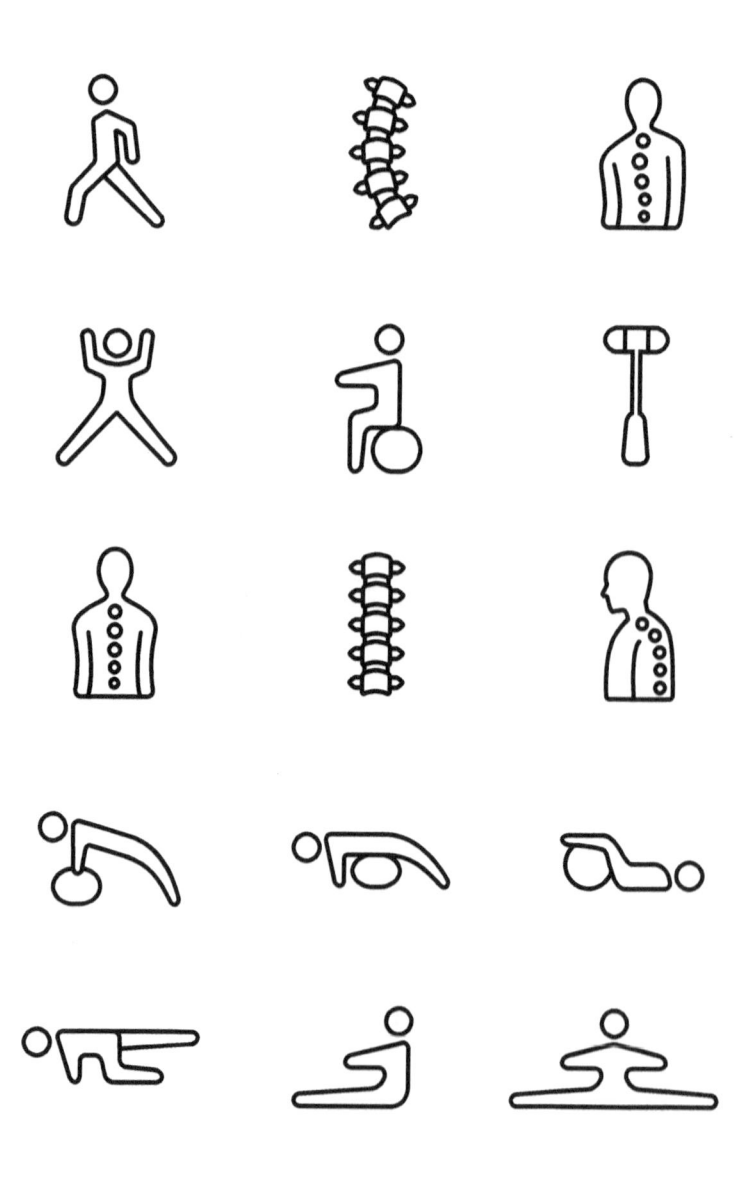

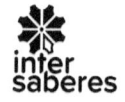

Especialidades consolidadas em fisioterapia

Vinícius Gomes Machado

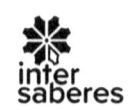

Rua Clara Vendramin, 58 . Mossunguê . CEP 81200-170
Curitiba . PR . Brasil . Fone: (41) 2106-4170
www.intersaberes.com . editora@intersaberes.com

Conselho editorial
Dr. Alexandre Coutinho Pagliarini
Drª. Elena Godoy
Dr. Neri dos Santos
Mª. Maria Lúcia Prado Sabatella

Editora-chefe
Lindsay Azambuja

Gerente editorial
Ariadne Nunes Wenger

Assistente editorial
Daniela Viroli Pereira Pinto

Preparação de originais
Gilberto Girardello Filho

Edição de texto
Caroline Rabelo Gomes
Millefoglie Serviços de Edição

Capa
Charles L. da Silva (*design*)
Unai Huizi Photography/Shutterstock (imagem)

Projeto gráfico
Charles L. da Silva (*design*)
simplevect/Shutterstock (imagem)

Diagramação
Cassiano Darela

Designer responsável
Charles L. da Silva

Iconografia
Regina Claudia Cruz Prestes
Sandra Lopis da Silveira

Dados Internacionais de Catalogação na Publicação (CIP)
(Câmara Brasileira do Livro, SP, Brasil)

Machado, Vinícius Gomes
    Especialidades consolidadas em fisioterapia / Vinícius Gomes Machado.
-- 1. ed. -- Curitiba, PR : Editora Intersaberes, 2023.

    Bibliografia.
    ISBN 978-85-227-0498-9

    1. Fisioterapia – Estudo e ensino 2. Reabilitação I. Título.

23-148329   CDD-615.82

Índices para catálogo sistemático:

1. Fisioterapia : Avaliação e tratamento : Ciências médicas 615.82

Eliane de Freitas Leite – Bibliotecária – CRB 8/8415

1ª edição, 2023.
Foi feito o depósito legal.

Informamos que é de inteira responsabilidade do autor a emissão de conceitos.

Nenhuma parte desta publicação poderá ser reproduzida por qualquer meio ou forma sem a prévia autorização da Editora InterSaberes.

A violação dos direitos autorais é crime estabelecido na Lei n. 9.610/1998 e punido pelo art. 184 do Código Penal.

Sumário

7 *Apresentação*
11 *Como aproveitar ao máximo este livro*
15 *Introdução*

Capítulo 1
19 **Clínica em fisioterapia traumato-ortopédica**
21 1.1 Patologias ortopédicas
31 1.2 Patologias traumáticas
45 1.3 Fraturas: a perda da continuidade óssea

Capítulo 2
55 **Tratamento fisioterapêutico traumato-ortopédico**
57 2.1 Condutas fisioterapêuticas para alívio da dor
67 2.2 Condutas para resgatar a mobilidade

Capítulo 3
83 **Clínica em fisioterapia neurológica**
85 3.1 Mecanismos da motricidade humana
90 3.2 Acidente vascular encefálico
94 3.3 Doença de Parkinson
99 3.4 Paralisia cerebral
103 3.5 Traumatismo raquimedular
109 3.6 Esclerose múltipla
114 3.7 Esclerose lateral amiotrófica

Capítulo 4
123 Tratamento fisioterapêutico em neurologia
125   4.1 Fundamentos da fisioterapia neurofuncional
128   4.2 Método Bobath
133   4.3 Método Kabat
139   4.4 Trajes terapêuticos na reabilitação neurológica
143   4.5 Métodos integrativos na reabilitação neurológica

Capítulo 5
163 Clínica em fisioterapia respiratória
165   5.1 Doenças do sistema respiratório
171   5.2 Doença pulmonar obstrutiva crônica
179   5.3 Bronquite asmática
189   5.4 Fibrose cística
196   5.5 Bronquiectasia
201   5.6 Pneumonia
213   5.7 Síndrome respiratória aguda por coronavírus – SARS-CoV-2

Capítulo 6
223 Tratamento em fisioterapia respiratória
225   6.1 Fundamentos da fisioterapia respiratória
227   6.2 Manobras de higiene brônquica
237   6.3 Terapia de expansão pulmonar
242   6.4 Treinamento muscular respiratório
245   6.5 Exercícios respiratórios ativos

257   *Considerações finais*
261   *Lista de siglas*
265   *Referências*
269   *Respostas*
277   *Sobre o autor*

Apresentação

De maneira geral, as doenças que acometem o organismo humano sempre se manifestam por meio de sinais e sintomas específicos. Então, consideramos que tais manifestações são clínicas e constituem importantes direcionadoras diagnósticas. No entanto, inúmeras doenças, além de provocarem sinais e sintomas clínicos, afetam a integridade física do indivíduo, causando limitações funcionais, incapacidades e até mesmo deficiências físicas. Eis aí a relevância de uma profissão cuja responsabilidade é reabilitar fisicamente pessoas com alterações funcionais determinadas pelas doenças. Estamos nos referindo à fisioterapia, profissão da saúde que envolve condutas que visam reestabelecer as funções físicas destituídas por diversas afecções.

Considerando-se o processo de evolução histórica da fisioterapia, trata-se de uma ainda profissão recente, mas que passou por significativos avanços técnicos e científicos ao longo do tempo. Atualmente, é uma área consolidada e respeitada, sobretudo pela importância de suas ações no contexto da saúde e da doença. Hoje, a fisioterapia está inserida em praticamente todas as especialidades médicas e tem ganhado cada vez mais respaldo, evidenciado pelos benefícios que oferece aos pacientes. Algumas áreas da fisioterapia, entre elas a traumato-ortopedia, a neurologia e a respiratória, encontram-se consolidadas como especialidades.

É praticamente impossível não relacionar a fisioterapia à lesão traumática no sistema musculoesquelético. Igualmente, é estranho não pensar em fisioterapia diante de doenças neurológicas como acidente vascular encefálico, paralisia cerebral e esclerose múltipla. Felizmente, em nossos tempos, é mandatória a presença de fisioterapeutas em ambientes de terapia intensiva, exatamente pela constatação da necessidade do manejo respiratório funcional estabelecido por esse profissional.

Sob essa ótica, elaboramos este livro com o fito de apresentar essas três especialidades consolidadas da fisioterapia. Para isso, estruturamos a obra em seis capítulos.

No Capítulo 1, discorreremos sobre as características etiológicas e fisiopatológicas das disfunções de origem ortopédica e traumática que comprometem a funcionalidade do aparelho locomotor.

No Capítulo 2, abordaremos as principais intervenções fisioterapêuticas destinadas a tratar e reabilitar as sequelas funcionais decorrentes de lesões traumáticas ou de problemas ortopédicos.

No Capítulo 3, trataremos das principais doenças neurológicas vivenciadas na prática clínica do fisioterapeuta. Citaremos as características mais importantes de condições como: acidente vascular encefálico, Doença de Parkinson, paralisia cerebral, traumatismo raquimedular e doenças degenerativas dos neurônios e do sistema motor.

No Capítulo 4, discutiremos acerca das mais variadas abordagens fisioterapêuticas no campo da neurologia, com ênfase nos métodos e técnicas consolidados, a exemplo do Conceito Neuroevolutivo Bobath, do Método Kabat, e da facilitação neuromuscular proprioceptiva. Além disso, comentaremos sobre algumas abordagens que podem e devem ser integradas ao processo de reabilitação neurológica.

No Capítulo 5, versaremos sobre as patologias que atingem o sistema respiratório, descrevendo uma abordagem que integra os sinais e os sintomas específicos de cada doença às manifestações funcionais. O propósito que norteia a construção desse capítulo é clarificar os mecanismos relacionados às alterações funcionais do sistema respiratório, o que é decisivamente importante para a escolha das condutas terapêuticas.

Por fim, no Capítulo 6, detalharemos as condutas fisioterapêuticas utilizadas no processo de reabilitação pneumofuncional. As seções deste capítulo foram cuidadosamente elaboradas com o intuito de lhe oferecer um direcionamento cronológico referente ao uso de tais condutas.

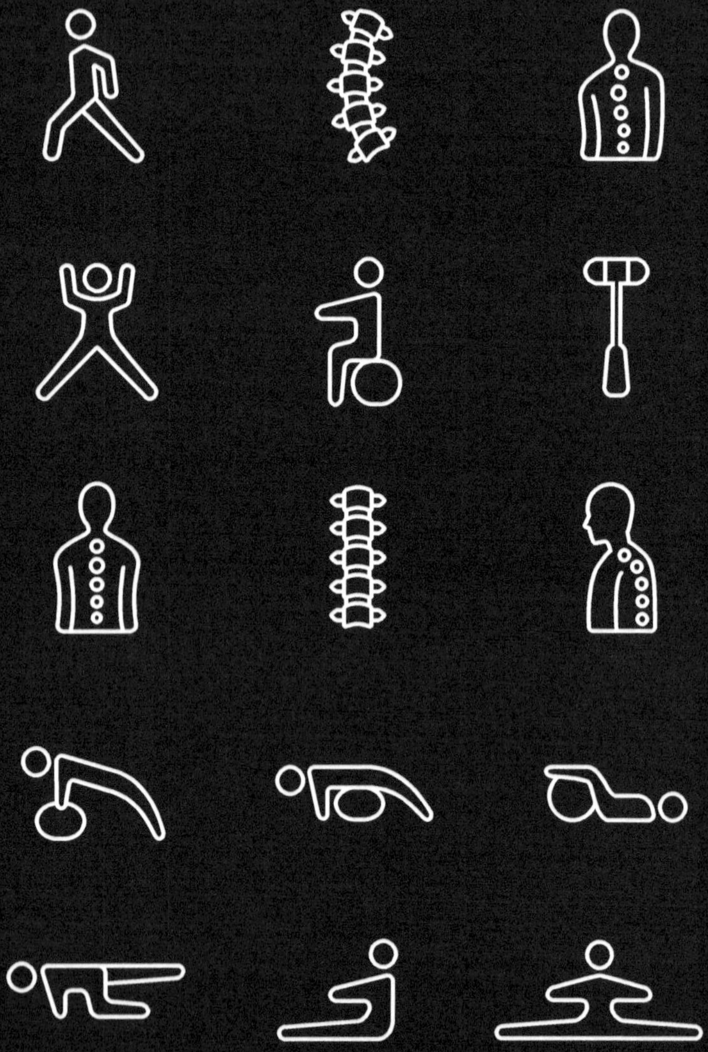

Como aproveitar ao máximo este livro

Empregamos nesta obra recursos que visam enriquecer seu aprendizado, facilitar a compreensão dos conteúdos e tornar a leitura mais dinâmica. Conheça a seguir cada uma dessas ferramentas e saiba como elas estão distribuídas no decorrer deste livro para bem aproveitá-las.

Conteúdos do capítulo

Logo na abertura do capítulo, relacionamos os conteúdos que nele serão abordados.

Após o estudo deste capítulo, você será capaz de:

Antes de iniciarmos nossa abordagem, listamos as habilidades trabalhadas no capítulo e os conhecimentos que você assimilará no decorrer do texto.

Síntese

Ao final de cada capítulo, relacionamos as principais informações nele abordadas a fim de que você avalie as conclusões a que chegou, confirmando-as ou redefinindo-as.

Questões para revisão

Ao realizar estas atividades, você poderá rever os principais conceitos analisados. Ao final do livro, disponibilizamos as respostas às questões para a verificação de sua aprendizagem.

Questões para reflexão

Ao propor estas questões, pretendemos estimular sua reflexão crítica sobre temas que ampliam a discussão dos conteúdos tratados no capítulo, contemplando ideias e experiências que podem ser compartilhadas com seus pares.

Importante!

Algumas das informações centrais para a compreensão da obra aparecem nesta seção. Aproveite para refletir sobre os conteúdos apresentados.

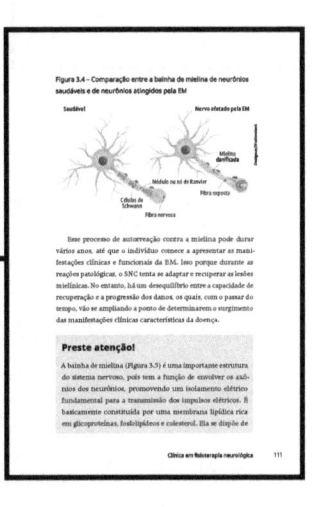

Preste atenção!

Apresentamos informações complementares a respeito do assunto que está sendo tratado.

Fique atento!

Ao longo de nossa explanação, destacamos informações essenciais para a compreensão dos temas tratados nos capítulos.

Curiosidade

Nestes boxes, apresentamos informações complementares e interessantes relacionadas aos assuntos expostos no capítulo.

Introdução

A profissão de fisioterapeuta tem raízes no campo das especialidades médicas de traumatologia e ortopedia, sendo estas as principais áreas de atuação desse profissional. Nessa perspectiva, para reabilitar as lesões traumatológicas e ortopédicas, neurológicas ou respiratórias, o fisioterapeuta, primariamente, tem de conhecer os distúrbios que acometem cada sistema. Dessa forma, é essencial que esse profissional reconheça os mecanismos patológicos referentes aos distúrbios osteomioarticulares, aos danos neuronais e às doenças respiratórias.

Os problemas no sistema musculoesquelético são estudados por duas grandes áreas da medicina: a traumatologia e a ortopedia. Embora ambas sejam consideradas uma única especialidade, há distinções entre elas. A **traumatologia** engloba o estudo das lesões de origem traumática que acometem o sistema musculoesquelético e suas consequências. São exemplos de problemas traumatológicos as fraturas, as lesões ligamentares, as contusões musculares, a luxação e a subluxação, as lesões meniscais etc. Já a **ortopedia** concentra-se nos problemas musculoesqueléticos decorrentes de alterações anatômicas e fisiológicas das estruturas que compõem o aparelho locomotor. Desvios posturais, como escoliose, hipercifose e hiperlordose, bem como lesões em tecidos moles, como tendinite, bursite, hérnia de disco, sinovite, tenossinovite, lombalgia, dorsalgia e cervicalgia de origem idiopática, são exemplos de condições tratadas na ortopedia.

Nas unidades de urgência e emergência, a maioria das ocorrências é de origem traumato-ortopédica e está relacionada a lesões traumáticas como fraturas, lesões ligamentares, lesões meniscais e/ou manifestações agudas dolorosas que causam limitação funcional, a exemplo de lombalgias, cervicalgias, escolioses, radiculopatias etc. Um ponto de relevo do campo da traumatologia é a relação entre exercício físico, prática esportiva e desenvolvimento de lesões. Algumas lesões, como bursites, condropatias e tendinopatias, decorrem de microtraumas repetitivos em virtude da prática de exercício físico ou esporte.

Além da prática de exercício, os acidentes de trânsitos também constituem importantes causadores de lesões traumáticas, sobretudo aqueles que envolvem motocicletas. Tais acidentes, em geral, contribuem decisivamente para o aumento dos casos de lesões politraumáticas, as quais, na maioria das vezes, provocam grandes limitações funcionais, incapacidades e sequelas irreversíveis.

Quanto ao sistema nervoso, há diversas doenças que atingem diferentes áreas do cérebro, da medula espinhal e dos nervos periféricos. As doenças neurológicas geralmente impõem sequelas motoras, sensoriais, cognitivas, psicológicas e comportamentais, as quais também costumam ser irreversíveis, o que torna o processo de reabilitação fundamental para promover uma melhor qualidade de vida aos pacientes.

Nessa ótica, a reabilitação de sequelas decorrentes de distúrbios neurológicos deve ser realizada por uma equipe multiprofissional. Dessarte, a fisioterapia é apenas uma das áreas que integram o processo de reabilitação do paciente neurológico, tendo como intuito a restauração da função física. Além disso, os pacientes com problemas neurológicos necessitam de medicamentos para controlar determinados parâmetros fisiológicos, bem como de tratamentos especiais que visam reestabelecer as capacidades de linguagem, comunicação e audição. Igualmente importante é promover a reintegração social, familiar e econômica dessas pessoas. Logo, todos esses aspectos são imprescindíveis para o reestabelecimento da função física e a imersão do paciente no programa de reabilitação. Evidentemente, nem todos os pacientes neurológicos terão a possibilidade de resgatar um padrão equiparável à condição de vida anterior, mesmo porque o tipo e a magnitude da doença são determinantes para a instituição das sequelas e interferem nos objetivos da reabilitação multiprofissional.

Ainda, existem as doenças respiratórias, muito comuns na prática clínica do fisioterapeuta. Algumas patologias respiratórias se manifestam de forma aguda e inviabilizam a função pulmonar adequada. Por conta disso, muitas vezes o paciente precisa passar por intervenções como oxigenoterapia e ventilação mecânica. Em contrapartida, certas disfunções do sistema respiratório conduzem a um processo de estabelecimento crônico que compromete a funcionalidade de todo o organismo. Com isso, as sequelas ou limitações funcionais impostas pelos distúrbios da ventilação pulmonar requerem intervenção do fisioterapeuta, que atuará no sentido de melhorar a troca gasosa, reduzir o trabalho respiratório, incrementar a expansibilidade pulmonar e promover a higienização das vias aéreas, por meio de técnicas que contribuem para a remoção do excesso de secreção.

Contudo, independentemente da origem ou da magnitude das disfunções dos sistemas musculoesquelético, neurológico e respiratório, haverá algum grau de comprometimento da funcionalidade. Por isso, é primordial que o fisioterapeuta tenha habilidade para avaliar o paciente e determinar o grau de incapacitação, a fim de que as medidas de prevenção de complicações, tratamento dos sintomas e reabilitação das sequelas possam ser estabelecidas adequadamente.

Por essas razões, o desenvolvimento de limitações funcionais e incapacidades torna a reabilitação imprescindível, sendo fundamental o papel do fisioterapeuta. Vale ressaltar, sua atuação se aplica a um processo iniciado por um distúrbio patológico que compromete alguma(s) estrutura(s) do sistema, levando a limitações funcionais, incapacidades ou deficiência física.

Portanto, o fisioterapeuta pode intervir em todas as fases do processo de incapacitação, até mesmo antes de ser engatilhado. Nesse sentido, ações estratégicas preventivas e ações educativas em saúde, por exemplo, podem evitar um processo de incapacitação, ou seja, de caráter patológico, independentemente de ele ser traumático, ortopédico, neurológico ou respiratório.

Todavia, caso o indivíduo seja acometido por alguma doença, o fisioterapeuta poderá intervir precocemente, na intenção de impedir que o comprometimento provoque uma limitação funcional. Afinal, o propósito é tratar os sinais e sintomas de forma precoce e, com isso, minimizar as consequências. No entanto, se a limitação estiver instalada, será possível evitar ou prevenir o desenvolvimento de incapacidades, mediante métodos e técnicas específicas que buscam o resgate da funcionalidade.

Neste livro, disponibilizamos informações claras e objetivas sobre como as doenças traumáticas, ortopédicas, neurológicas e respiratórias se instalam, e clarificamos como conduzir a reabilitação detalhando as condutas fisioterapêuticas mais adequadas.

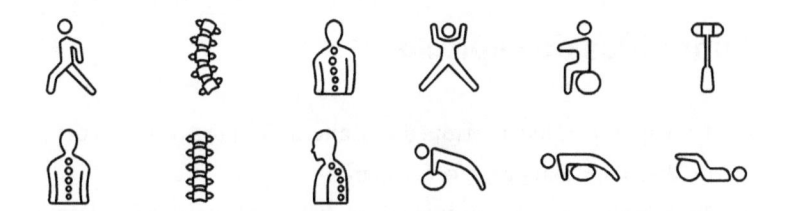

Capítulo 1
Clínica em fisioterapia traumato-ortopédica

Conteúdos do capítulo

- Principais patologias ortopédicas: alterações posturais; hérnia de disco; lombalgias; e cervicalgias.
- Principais patologias traumáticas: tendinopatias; lesões ligamentares; lesões de meniscos; e lesão da cartilagem hialina.
- Fraturas: tipos e consolidação.

Após o estudo deste capítulo, você será capaz de:

1. descrever a fisiopatologia das principais lesões traumato-ortopédicas;
2. reconhecer as manifestações clínicas dos distúrbios osteomioarticulares;
3. compreender o mecanismo de reparo tecidual inerente às lesões dos tecidos que compõem o aparelho locomotor;
4. desenvolver o raciocínio clínico para a elaboração do diagnóstico cinético-funcional.

1.1 Patologias ortopédicas

A influência dos problemas ortopédicos na saúde da população se tornou mais evidente na contemporaneidade. O desenvolvimento tecnológico modificou o estilo de vida das pessoas, que passaram a permanecer sentadas por mais tempo, tanto em situações habituais quanto em atividades laborais. A expansão do acesso a *smartphones*, por exemplo, está relacionada ao sedentarismo e a alterações posturais precoces observadas em crianças e adolescentes. O crescimento do número de postos de trabalho nos quais os profissionais ficam muitas horas sentados diante de um computador está diretamente vinculado ao desenvolvimento de problemas ortopédicos que atingem as regiões lombar e cervical, além de provocarem danos a determinadas articulações que trabalham excessivamente, gerando lesões por esforço repetitivo.

Merece destaque também o aumento da procura por centros de reabilitação, clínicas de fisioterapia e estúdios de pilates, com o objetivo de tratar problemas ortopédicos que, na maioria das vezes, estão relacionados à dor provocada por alterações musculoesqueléticas. Por isso, é indispensável que o fisioterapeuta compreenda os fatores que determinam o desenvolvimento de problemas ortopédicos e que entenda de que modo tais disfunções podem comprometer a funcionalidade de uma pessoa.

Inúmeros são os problemas ortopédicos que chegam aos fisioterapeutas na prática clínica, entre os quais sobressaem alterações posturais, hérnia de disco, lesões musculares e articulares nas regiões lombar, torácica e cervical. Todas essas condições, apesar de seus distintos mecanismos fisiopatológicos, manifestam-se de maneira muito parecida. Entretanto, as causas subjacentes precisam ser identificadas e corrigidas, para que as limitações funcionais e as incapacidades causadas por problemas de origem ortopédica possam ser tratadas. Entre os problemas ortopédicos mais comuns, estão as alterações posturais, assunto que esmiuçaremos na seção a seguir. Na sequência, versaremos sobre hérnia de disco, lombalgia e cervicalgia.

1.1.1 Alterações posturais

As alterações posturais são consideradas os problemas ortopédicos mais comuns na população em geral e estão diretamente relacionadas ao desalinhamento dos segmentos da coluna vertebral. São raras as pessoas que não apresentam algum tipo de desvio na postura. Dor lombar e dor cervical, por exemplo, são problemas desencadeados por má postura adquirida, a qual provoca desalinhamento entre os segmentos da coluna vertebral.

Postura, vale esclarecer, é uma posição ou atitude do corpo mantida com o objetivo de sustentação e equilíbrio, na qual existe um alinhamento dos segmentos corporais de tal forma que o mínimo esforço muscular seja necessário para sua manutenção.

Os problemas posturais são, em maioria, oriundos do deslocamento do centro de gravidade provocado por desequilíbrios musculares e assimetrias entre os segmentos corporais, o que exige maior trabalho para manter o alinhamento entre as estruturas articulares que compõem o esqueleto axial e apendicular. Por causa da má postura, os elementos de apoio são sobrecarregados, com consequente alteração do equilíbrio sobre a base de sustentação, o que gera uma relação anormal entre os segmentos do corpo.

A coluna vertebral tem **curvaturas fisiológicas** essenciais para a manutenção do eixo postural e a distribuição adequada da força gravitacional sobre o corpo durante situações estáticas e dinâmicas. Mudanças no ângulo dessas curvaturas são o que caracterizam os desvios posturais, que podem ser caracterizados em três tipos principais: hipercifose, hiperlordose e escoliose.

A **hipercifose** é o aumento da curvatura da coluna torácica, em que há acentuação da convexidade posterior do tórax. É considerada uma das alterações posturais mais comuns. Caracteriza-se por uma alteração postural comum na população idosa e, na maioria das vezes, resulta de problemas mecânicos causados pelos diferentes posicionamentos das vértebras no plano sagital. Tal problema pode levar a sequela neurológica tardia e a graus variados de limitação funcional, a depender de sua magnitude. Além disso, a hipercifose restringe a mobilidade torácica e, por conseguinte, limita a expansibilidade dos pulmões, reduzindo a vantagem mecânica do diafragma e interferindo diretamente nos volumes e nas capacidades pulmonares.

Preste atenção!

Em decorrência da hipercifose, surgem inúmeras compensações musculares e articulares, as quais modificam toda a biomecânica corporal e interferem drasticamente no controle postural e no desempenho neuromuscular. São elas:
- projeção dos ombros para frente;
- protrusão escapular;
- encurtamento dos músculos peitoral maior e menor;
- fraqueza dos músculos romboides, deltoide, grande dorsal e trapézio;
- anteriorização da cabeça e aumento da lordose cervical;
- hiperlordose lombar;
- enfraquecimento dos músculos abdominais;
- anteriorização do centro de gravidade.

Já na **hiperlordose**, ocorre um aumento da curva na região lombar ou cervical como consequência de desequilíbrios musculares entre as cadeias anterior e posterior. A hiperlordose cervical, em geral, decorre da hipercifose torácica; ao passo que a hiperlordose lombar está relacionada ao mau posicionamento do quadril, a exemplo da anteversão pélvica, normalmente provocada pelo encurtamento do quadríceps associado ao encurtamento dos paravertebrais e à fraqueza de glúteos e abdominais.

Por sua vez, a **escoliose** consiste em uma alteração postural na qual há um desvio lateral da coluna vertebral no plano frontal. Na maioria dos casos, a escoliose não tem uma causa estabelecida, mas pode ser subjacente a alguma condição patológica.

Importante!

A escoliose pode ser classificada em compensada, descompensada, estruturada e não estruturada. Na escoliose compensada, há um desvio lateral oposto como forma de compensar o desvio primário. É o tipo de escoliose conhecida como em "S". No tipo descompensado, não há desvios opostos, e essa é conhecida como em "C". A do tipo estruturada é caracterizada por rigidez da deformidade e pela fixação do desalinhamento, razão pela qual o paciente não consegue corrigir o desvio ativamente. Por fim, na escoliose não estruturada, existe certa flexibilidade dos segmentos desviados da coluna vertebral. Por isso, ela apresenta alto potencial de reversão mediante reeducação postural.

1.1.2 Hérnia de disco

Hérnia de disco é uma condição com alta incidência, podendo acometer entre 13% e 40% da população geral. Predominantemente, afeta a coluna lombar, sobretudo nos segmentos L4/L5 e L5/S1, mas também pode envolver segmentos cervicais e torácicos.

Entre as patologias que afetam a coluna vertebral, a hérnia de disco é uma das principais causadoras de dor nas costas. No cenário atual, a prevalência de hérnia de disco vem aumentando. Por isso, os fisioterapeutas precisam estar atentos aos prejuízos funcionais que essa doença causa em seus portadores. A possível explicação para o aumento na incidência e prevalência dessa condição está diretamente relacionada ao envelhecimento da população, pois esse problema ocorre com mais frequência entre os idosos, uma vez que os processos degenerativos articulares são mais comuns. Entretanto, outros fatores, a exemplo do tipo de ocupação profissional, de mudanças comportamentais advindas da evolução tecnológica, da má postura, da obesidade e do sedentarismo, estão envolvidos na etiologia dessa doença, mesmo em indivíduos mais jovens.

Fisiopatologia da hérnia de disco

A integridade do disco intervertebral depende de mecanismos fisiológicos que mantêm uma constante hidratação do núcleo pulposo. Essa hidratação confere maior estabilidade às ligações entre os proteoglicanos e a condroitina, que são elementos estruturais dos tecidos cartilaginosos.

Fique atento!

Os **proteoglicanos** são glicoproteínas abundantes no tecidos conjuntivo e nas cartilagens. Têm alta capacidade de atrair cátions e moléculas de água. Portanto, são fundamentais para manter a hidratação dos tecidos cartilaginosos, entre eles, o disco intervertebral.

Já a **condroitina** é uma importante molécula presente nas cartilagens com função de conferir resistência compressiva, viscoelasticidade e proteção contra a ação degradante de algumas enzimas que atuam na cartilagem.

A herniação do disco intervertebral não acontece por acaso. Normalmente, ela ocorre quando há uma sobrecarga excessiva provocada, muitas vezes, pelo desalinhamento das vértebras decorrente das alterações posturais. A esse respeito, alterações no alinhamento das vértebras criam vetores de força que atuam de forma excessiva no disco intervertebral e, com isso, modificam as propriedades de hidratação do núcleo pulposo, levando a uma gradativa destruição do anel fibroso que o circunda. A destruição desse anel, associada à sobrecarga mecânica, favorece o deslocamento do núcleo pulposo – o que caracteriza a herniação. Logo, a hérnia de disco nada mais é do que o deslocamento do núcleo pulposo provocado pela destruição do anel fibroso.

Na Figura 1.1, observa-se que, em uma condição de normalidade do disco intervertebral, as estruturas encontram-se harmonicamente integradas. Entretanto, a protrusão discal gera uma pressão transmural interna que "empurra" o anel fibroso em alguma direção; consequetemente, pode haver um "pinçamento" da raiz nervosa. Na protrusão discal, o núcleo pulposo somente se desloca, mas, com a evolução do processo, evetualmente ele pode prolapsar, isto é, evadir seu local de origem e fazer contato com a raiz nervosa.

Figura 1.1 – Estágios da herniação discal

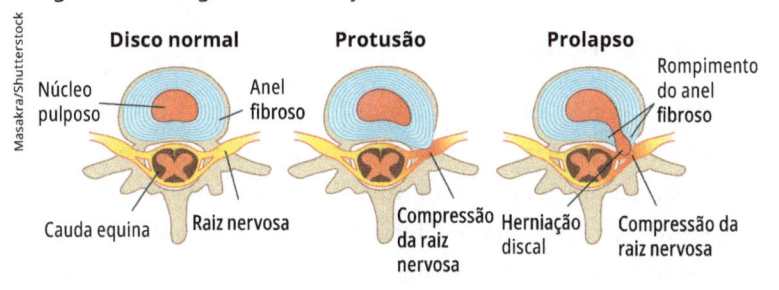

Disco normal — Núcleo pulposo, Anel fibroso, Cauda equina, Raiz nervosa
Protusão — Compressão da raiz nervosa
Prolapso — Rompimento do anel fibroso, Herniação discal, Compressão da raiz nervosa

Masakra/Shutterstock

O diagnóstico de hérnia de disco é determinado com base em informações advindas de anamnese e exame físico. Na maioria das vezes, necessita de confirmação com exames de imagem. Na anamnese, deve-se buscar um detalhamento da queixa do paciente com relação à dor, à localização e à irradiação, fatores que desencadeiam e atenuam a dor. Também é preciso promover uma avaliação postural, com o objetivo de detectar desequilíbrios musculares e alterações posturais que possam estar vinculados ao desenvolvimento da hérnia. Como a hérnia de disco surge predominantemente nas regiões lombar e cervical, o fisioterapeuta tem de focar sua avaliação nesses dois segmentos, a depender da queixa do paciente.

Na avaliação do paciente, normalmente a queixa principal é de dor intensa na região comprometida com irradiação para o membro em que a raiz nervosa está afetada. Além disso, como resultado do quadro álgico, o paciente muitas vezes exibe fraqueza muscular associada à parestesia do membro acometido.

Quando a hérnia de disco ocorre na região cervical, a dor invariavelmente irradia-se para ombros e membros superiores, e quando acomete a região lombossacral, a dor é irradiada para as nádegas, a coxa e os joelhos, podendo atingir a perna e a parte lateral dos pés.

1.1.3 Lombalgia

A dor na região lombar é uma disfunção muito frequente na população adulta, sendo uma importante causa de morbidade e incapacidade, além de estar intimamente relacionada à má postura. Apesar de ser um problema comum, a dor lombar muitas vezes não tem uma causa estabelecida. Portanto, vários fatores associados ou não podem estar envolvidos em seu desenvolvimento. Degeneração discal, doenças reumáticas, lesões musculares, alterações posturais e traumatismos são suas principais causas.

A dor lombar cuja causa subjacente não é identificada é denominada *lombalgia inespecífica*. Esse tipo de lombalgia associa-se a mecanismos posturais decorrentes dos desequilíbrios entre a sobrecarga e a capacidade funcional para a execução de uma tarefa. Isso significa que a carga musculoesquelética para a realização de determinada tarefa excede a capacidade funcional da região lombar em suportar a carga, o que sobrecarrega as estruturas locais. Como consequência, constitui-se um quadro doloroso que, em geral, limita-se à região lombar, ou seja, sem comprometimento das raízes nervosas.

Outro tipo comum de lombalgia é aquela provocada por hérnia de disco. Nesse caso, o paciente sente dor na região lombar, a qual irradia para os membros inferiores, por conta da tendência de as herniações discais pinçarem raízes nervosas. Esse tipo de lombalgia é caracterizado por períodos de crise e de remissão.

Um terceiro tipo de dor lombar, configurada como crônica, está relacionada a processos degenerativos discais, vertebrais ou condrais da coluna. Essa condição se deve à instituição de um processo inflamatório ativo e persistente, em virtude da manutenção dos fatores causais de alterações mecânico-posturais. No processo inflamatório persistente, a lombalgia se manifesta de forma contínua, com picos de intensidade vinculados ao tipo de atividade realizada.

1.1.4 Cervicalgias

Dor na região do pescoço e torcicolos são situações bastante comuns. Há quem conviva diariamente com uma tensão na região do pescoço associada a um quadro doloroso desagradável que afeta a qualidade de vida.

A dor na região cervical, embora possa ser atribuída a fatores como distúrbios traumáticos, doenças metabólicas, neoplásicas, inflamatórias ou infecciosas, em geral não tem uma causa discernível. As teorias atuais apontam que o desenvolvimento idiopático da dor na região do pescoço está vinculada a um comprometimento da propriocepção cervical, o que gera distúrbios de controle sensorial na região do pescoço.

Nessa ótica, a manutenção da postura e do equilíbrio da cabeça depende da integração de informações aferentes a partir da propriocepção visual, vestibular e mecanoceptiva. Com base nessas entradas sensoriais, uma resposta motora é direcionada aos músculos cervicais. Mudanças nas entradas proprioceptivas estão relacionadas a uma resposta motora inadequada, o que contribui para a perda da estabilidade dos segmentos cervicais e engatilha um quadro álgico. Portanto, na maioria das cervicalgias, o tratamento fisioterapêutico concentra-se na reorganização das informações sensoriais.

A manifestação clínica da cervicalgia é muito diversificada, e os pacientes podem apresentar tanto uma dor localizada quanto irradiada, a depender dos fatores subjacentes. Nessa perspectiva, é necessário que o fisioterapeuta compreenda que a cervicalgia pode ter caráter agudo ou crônico. Na forma aguda, a dor no pescoço tem início súbito, muitas vezes após algum movimento brusco realizado com a cabeça; nesse caso, uma resposta muscular reflexa se desenvolve com o objetivo de proteger o local, provocando uma tensão muscular segmentar que, por sua vez, pode tracionar uma vértebra e ocasionar seu desalinhamento. Consequentemente, uma resposta nociceptiva é desenvolvida e exacerbada pela tensão muscular, gerando um ciclo de dor-espasmo-dor. Além disso, a cervicalgia aguda pode se desenvolver após a manutenção de uma posição da cabeça por períodos prolongados, como nos torcicolos. Em tal situação, apenas uma tensão muscular é a causa do distúrbio doloroso.

No tipo agudo de cervicalgia, a dor normalmente é bem localizada e é acompanhada de limitação da amplitude de movimento; já na forma crônica, a dor é persistente e apresenta picos de intensidade durante o dia ou relacionados ao esforço. Na cervicalgia crônica, é comum a presença de irradiação da dor para os ombros e membros superiores, bem como fraqueza muscular, alterações sensoriais e tensão muscular. A dor cervical crônica é causa de grande morbidade e afeta drasticamente a qualidade de vida do portador, pois acarreta mudanças em seu estilo de vida, além da dependência de medicamentos, dificuldades no trabalho, alterações psicológicas e emocionais, isolamento social e depressão.

Assim como nos casos de lombalgia, o diagnóstico de cervicalgia deve levar em consideração as informações clínicas obtidas na anamnese, no exame físico e nos exames complementares de imagem. Ainda, é necessário realizar uma avaliação funcional com o intuito de detectar alterações posturais e desequilíbrios musculares que eventualmente estejam relacionados ao desenvolvimento da dor cervical.

1.2 Patologias traumáticas

Para o fisioterapeuta atender o paciente que apresenta lesão traumática do sistema musculoesquelético, precisa ter conhecimento profundo sobre a etiologia, a fisiopatologia e as manifestações clínicas das lesões. Isso lhe dá subsídios para promover uma avaliação cinético-funcional apropriada, a qual propicia a realização do diagnóstico mais preciso. Somente assim, é possível pensar em metas de tratamento e decidir o plano de tratamento a ser seguido em cada condição.

As lesões traumáticas, independentemente de seu tipo, afetam as estruturas do aparelho locomotor. Os mecanismos traumáticos podem incidir sobre estruturas musculoesqueléticas como ligamentos, cápsula articular, bursas, tendões, cartilagem hialina, meniscos e músculos.

A seguir, detalharemos a fisiopatologia das lesões traumáticas referentes às estruturas que compõem o aparelho locomotor.

1.2.1 Tendinopatias

Os tendões são estruturas do sistema musculoesquelético que conectam os músculos aos ossos e são formados basicamente por proteínas estruturais (colágeno e elastina) e proteoglicanos. Têm a capacidade de transmissão de forças, absorção de impactos e estabilização das articulações.

Por suas funções, os tendões são estruturas frequentemente lesionadas, sobretudo aqueles que são constantemente exigidos em atividades musculares específicas. O volume de repetições de movimento decorrente de tarefas motoras ocupacionais, exercício físico ou prática esportiva está diretamente vinculado ao desenvolvimento de tendinopatias. O uso excessivo e repetitivo gera forças de cisalhamento que eventualmente provocam danos à estrutura tendínea, gerando um processo inflamatório que, se não for contido, pode resultar em prejuízos funcionais importantes. Por conta disso, a principal causa de tendinopatia é o uso demasiado, repetitivo e inadequado dos grupos musculares.

Qualquer tendão do corpo humano está sujeito a lesões, porém, alguns são mais comumente lesionados, como é o caso do tendão do músculo supraespinhal. A sobrecarga excessiva do tendão gera um processo inflamatório clinicamente manifestado por dor localizada, acentuado pela contração do músculo relacionado. A manutenção do fator causal acarreta evolução do processo inflamatório; e as tentativas de reparo ocasionam fibrose, aumento da espessura e desequilíbrio na deposição de colágeno e de elastina. Este último fator é determinante para a perda da propriedade viscoelástica do tendão, tornando-o mais rígido e menos resistente às forças de estiramento.

Quanto a sua evolução, as lesões tendíneas podem ser classificadas em: aguda (< 2 semanas); subaguda (3 a 6 semanas); e crônica (> 6 semanas). A presença ou ausência de um infiltrado inflamatório determina mudanças importantes na forma de apresentação do tendão nos exames de ressonância magnética. Com isso, pode-se predizer o tipo de tendinopatia.

> **Importante!**
>
> Quando não tratadas em sua fase aguda, as tendinopatias podem evoluir para lesões mais graves e, por conseguinte, comprometer a funcionalidade do segmento corporal acometido.
>
> O processo inicial de uma tendinopatia é conhecido como *tenossinovite*, em que um processo inflamatório agudo acomete a bainha sinovial que reveste o tendão. Nessa fase, é perceptível a degeneração das fibras colágenas, provocada pelo trauma agudo ou por um microtrauma repetitivo, e nota-se a presença de células inflamatórias, especialmente na região de transição entre o músculo e o tendão.
>
> A manutenção do fator causal associado ao não tratamento da tenossinovite propicia a evolução da lesão para uma **tendinite**; isso significa que a lesão é ampliada para o tendão propriamente dito, tornando as manifestações clínicas mais intensas e gerando limitações funcionais importantes.
>
> O processo pode evoluir para uma **tendinose**, considerada o estágio tardio da lesão, no qual se apresenta um processo inflamatório crônico associado a tentativas fracassadas de reparo tecidual. Tais tentativas de reparo produzem grandes quantidades de tecido fibroso, o que provoca o espessamento do tendão e a perda das propriedades viscoelásticas, comprometendo drasticamente a funcionalidade do tendão.

As tendinopatias manifestam-se com uma dor localizada que pode variar de leve a intensa, a depender da magnitude da lesão, do grau de cronicidade e do local de ocorrência. Nas lesões agudas ou cronicamente agudizadas, visualizam-se sinais característicos de inflamação, como edema, aumento de temperatura local e rubor (vermelhidão). Em associação ao quadro inflamatório, é possível identificar fraqueza muscular, redução na amplitude de movimento e redução da flexibilidade.

A tendinopatia tem impacto direto na qualidade de vida do paciente portador, pois interfere nas atividades diárias, laborais e de lazer e afeta o sono.

Uma das tendinopatias mais comuns na prática clínica do fisioterapeuta é a tendinite do manguito rotador. Nesse quadro, o mecanismo de lesão está relacionado a uma compressão da cabeça do úmero contra o tendão do manguito rotador – condição muitas vezes denominada *síndrome do impacto* (SI). Esse tipo de tendinite ocorre devido à abrasão mecânica do tendão dos músculos supraespinhal, infraespinhal, subescapular e redondo menor contra a superfície ântero-inferior do acrômio e o ligamento coracoacromial durante movimentos de elevação do braço. Então, a SI é uma condição de natureza microtraumática e que pode ser definida como dolorosa, degenerativa e acompanhada ou não da perda de força muscular.

As principais causas da SI são:

- hipovascularização;
- microtrauma repetitivo;
- excesso de uso;
- estenose do desfiladeiro do supraespinhal;
- instabilidade glenoumeral.

A SI se manifesta com dor crônica no ombro, desencadeada pela compressão do tendão do manguito rotador, levando a uma limitação funcional na flexão e na abdução do ombro – normalmente, acima de 70°. A queixa dolorosa também ocorre quando o paciente permanece em decúbito lateral sobre o ombro afetado.

A magnitude da lesão do tendão do manguito rotador se manifesta clinicamente em estágios, a depender da fase em que se encontra o processo inflamatório.

No estágio 1, há acometimento na bursa subacromial (bursite) e um edema na membrana sinovial do tendão do manguito rotador (tenossinovite), além de hemorragia local diante da lesão microvascular. Nessa fase, a dor é relatada como moderada, em repouso, e intensa, quando em movimentação.

Já no estágio 2, ocorre desidratação e perda das propriedades viscoelásticas da bursa subacromial, além de inflamação intensa da bainha sinovial (tenossinovite) e do tendão (tendinite) do manguito rotador, com presença de fibrose irreversível. A dor é relatada como intensa em repouso, e afeta as atividades diárias e o sono.

Por sua vez, o estágio 3 se caracteriza por fibrose na bursa subacromial, nos tendões do manguito e nos tendões bicipitais. Nessa fase, são comuns rupturas de fibras musculares do manguito rotador, assim como miosite crônica e fascite associada. A dor é referida como insuportável e afeta drasticamente a qualidade de vida do paciente, havendo a possibilidade de uma intervenção cirúrgica se fazer necessária.

Na Figura 1.2, é possível visualizar como o arco de movimento do ombro pode se sujeitar à compressão das estruturas subacromiais, favorecendo o desenvolvimento dos sintomas característicos da SI.

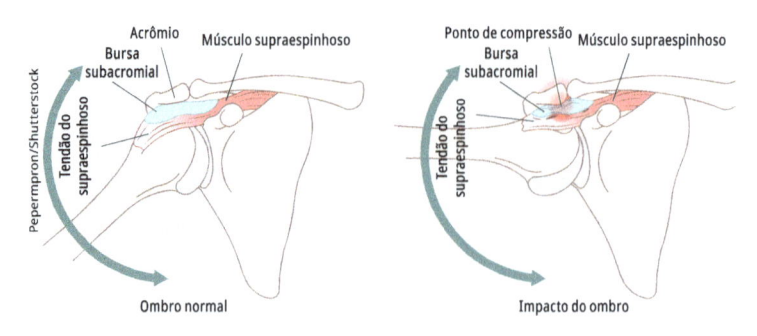

Figura 1.2 – Mecanismo da síndrome do impacto do ombro

Para diagnosticar a SI do ombro, é preciso considerar os sinais e sintomas apresentados pelo paciente e associá-los ao resultado de testes irritativos específicos. O principal sintoma referido pelo paciente é uma dor crônica intermitente e localizada, que se acentua com movimentos de flexão, abdução e rotação externa do ombro. Os principais exames usados para confirmar a SI são os testes de Neer, de Hawkins e de Yocum, considerados padrão-ouro para a detecção da tríade patológica constituída de bursite subacromial, tendinopatia do manguito rotador e tendinopatia bicipital.

1.2.2 Lesões ligamentares

Assim como os tendões, os ligamentos são estruturas fibrosas que conectam os ossos para formar uma articulação. São importantes para a manutenção da estabilidade articular em condições estáticas e dinâmicas. Para isso, são repletos de terminações nervosas mecanoceptivas e proprioceptivas fundamentais para o controle neuromuscular dos movimentos. Nesse sentido, informações sobre velocidade, aceleração, desaceleração e mudanças de direção são informadas ao sistema nervoso central (SNC).

Resumidamente, os ligamentos são formados pelos mesmos elementos histológicos dos tendões, tais como colágeno tipo I, elastina, proteoglicanos e glicoproteínas adesivas. A associação desses elementos confere aos ligamentos uma propriedade viscoelástica que lhes garante a flexibilidade necessária para os movimentos articulares.

Existem, basicamente, dois tipos de ligamentos: (i) os intra-articulares, que estão situados no interior das articulações, sendo isolados do meio externo pela cápsula articular e rodeados pela membrana sinovial; e (ii) os extra-articulares, os quais estão localizados fora da cápsula articular e reforçam a conexão entre os ossos da articulação. Considerando que os ligamentos são estruturas envolvidas no movimento articular, estão sujeitos a lesão. Assim, as articulações com maior grau de liberdade de movimento são aquelas mais frequentemente lesionadas, como é o caso dos ligamentos do joelho, do tornozelo e do ombro.

As lesões ligamentares, em maioria, decorrem de mecanismos traumáticos, ou seja, necessitam de alguma força de grande magnitude que exceda a capacidade de resistência tênsil do ligamento. Portanto, é a magnitude das forças de distensão que determina o tipo de lesão ligamentar.

Na lesão de grau 1, ocorre o estiramento do ligamento, mas não há desconexão de suas fibras, somente o rompimento de algumas fibras colágenas internas. Entretanto, um processo inflamatório é instituído, gerando um edema articular leve e pouco ou nenhuma restrição de movimento.

Já na lesão de grau 2, tem-se um estiramento com rompimento parcial do ligamento, o que favorece o desenvolvimento de um processo inflamatório moderado. Diante do mecanismo de lesão mais severo, outras estruturas articulares também são afetadas. A dor percebida pelo paciente é intensa, e se manifesta edema proeminente associado a uma equimose resultante da lesão microvascular.

Por seu turno, a lesão de grau 3 tem como característica o rompimento total do ligamento e, com efeito, o surgimento de sintomas inflamatórios mais intensos. Além disso, há perda da funcionalidade articular e incapacidade segmentar transitória.

Por fim, a lesão de grau 4 se configura pelo rompimento do ligamento associado a uma fratura de avulsão, sendo considerado o tipo mais grave de lesão ligamentar.

Na Figura 1.3, é possível visualizar a característica de uma lesão ligamentar de grau 3:

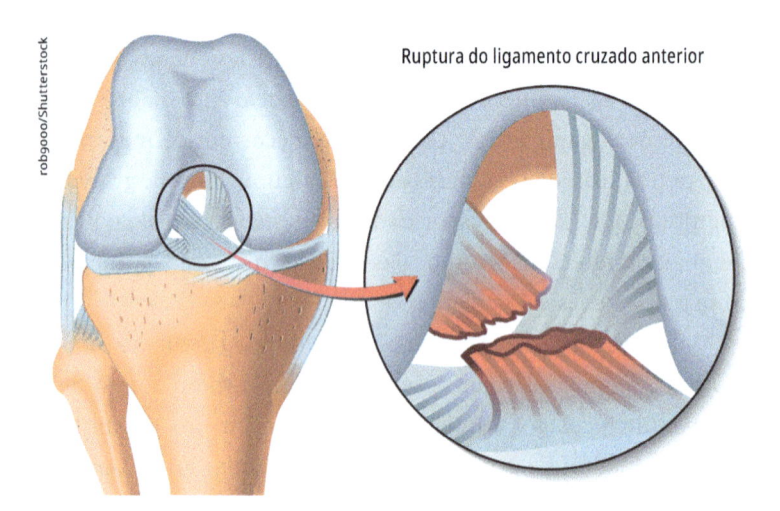

Figura 1.3 – Lesão de ligamento cruzado anterior de grau 3

Determinam-se o tipo e a severidade da lesão por meio da associação de dados do exame clínico aos resultados dos exames de imagem. Para o fisioterapeuta compreender os mecanismos fisiopatológicos e reconhecer o grau da lesão, tais dados são fundamentais para a elaboração de um plano de tratamento, visto que o grau de lesão informa se o tratamento deve ser conservador ou cirúrgico.

> **Preste atenção!**
>
> Suponha um paciente com lesão de ligamento cruzado anterior de grau 2. Nesse tipo de lesão, o tratamento conservador é o mais indicado. Para chegar a essa decisão, o fisioterapeuta precisa conhecer a cronologia dos eventos inflamatórios e cicatriciais relacionados ao processo de reparo tecidual, a fim de proceder ao melhor plano de tratamento.
>
> Já diante de uma lesão de grau 3, a qual demandaria uma intervenção cirúrgica, a atuação do fisioterapeuta ocorrerá possivelmente no pré-operatório e no pós-operatório imediato e tardio no processo de reabilitação.

1.2.3 Lesões nos meniscos

Os danos aos meniscos estão entre as principais lesões traumáticas de membros inferiores e se vinculam diretamente à prática de exercício físico ou a certas modalidades esportivas. Até pouco tempo, as lesões nos meniscos afetavam predominante os homens. Entretanto, a incidência e a prevalência de tais lesões em mulheres vêm aumentando, sobretudo porque, atualmente, elas vêm se envolvendo cada vez mais com esportes que anteriormente eram praticados somente por homens. E por que os meniscos são estruturas frequentemente suscetíveis à lesão?

Os meniscos são estruturas fibrocartilaginosas situadas na articulação do joelho, as quais estão envolvidas na transmissão de força, no amortecimento de impactos, no aumento da congruência articular, na lubrificação e nutrição da cartilagem, bem como na estabilização e propriocepção da articulação.

Projetada para dar mobilidade, estabilidade e sustentação ao corpo, a articulação do joelho é uma unidade funcional primária para atividades dinâmicas que envolvem caminhar, subir, descer, sentar, correr e saltar. Assim, por fazerem parte de uma articulação exigida em diversas tarefas motoras, os meniscos estão sujeitos a lesões de origem traumática (aguda) ou degenerativa (crônica).

As lesões traumáticas nos meniscos são muito comuns em pessoas jovens e em praticantes de atividade física ou de certas modalidades esportivas. Na prática, as lesões meniscais têm alta incidência em atletas de modalidades esportivas que envolvem movimentação intensa dos membros inferiores, como futebol, vôlei, basquete e tênis. O mecanismo de lesão dos meniscos parece ser bem específico: ocorre quando o joelho se encontra em flexão ou parcialmente flexionado e uma força rotacional intensa lhe é aplicada, o que comprime o menisco entre o fêmur e a tíbia.

Por sua vez, a lesão meniscal de origem degenerativa, em geral, está relacionada a doenças reumáticas, a exemplo da osteoartrite do joelho, que normalmente acomete indivíduos com idade superior a 50 anos. Nesse tipo de lesão, várias estruturas intra-articulares sofrem degeneração, como a cartilagem hialina e o periósteo. Com isso, ocorre uma redução nos mecanismos de lubrificação da articulação e consequente redução do espaço articular, o que aumenta a sobrecarga nos meniscos, favorecendo o desenvolvimento da lesão.

O processo de degeneração meniscal é progressivo, sendo assintomático no início, manifestando-se cronicamente por meio de sinais e sintomas típicos de uma inflamação articular. A esse respeito, é importante esclarecer que a lesão meniscal degenerativa não é provocada somente por doenças reumáticas. Pessoas que apresentam perda da funcionalidade do ligamento cruzado anterior diante de múltiplas lesões também estão sujeitas à degeneração dos meniscos. Isso porque a perda da funcionalidade do ligamento cruzado anterior sobrecarrega os meniscos nos movimentos que envolvem translação da tíbia sob o fêmur.

A lesão meniscal traumática e a degenerativa apresentam padrões de acometimento distintos. As primeiras ocorrem predominantemente nas regiões mais centrais dos meniscos, e as segundas costumam surgir mais nas periféricas. Esse entendimento é decisivo para a tomada de decisão quanto ao tipo de abordagem para o tratamento e a reabilitação do paciente, uma vez que os meniscos apresentam uma zona bem vascularizada em detrimento de uma região avascular – conforme exposto na Figura 1.4.

Figura 1.4 – Vascularização meniscal

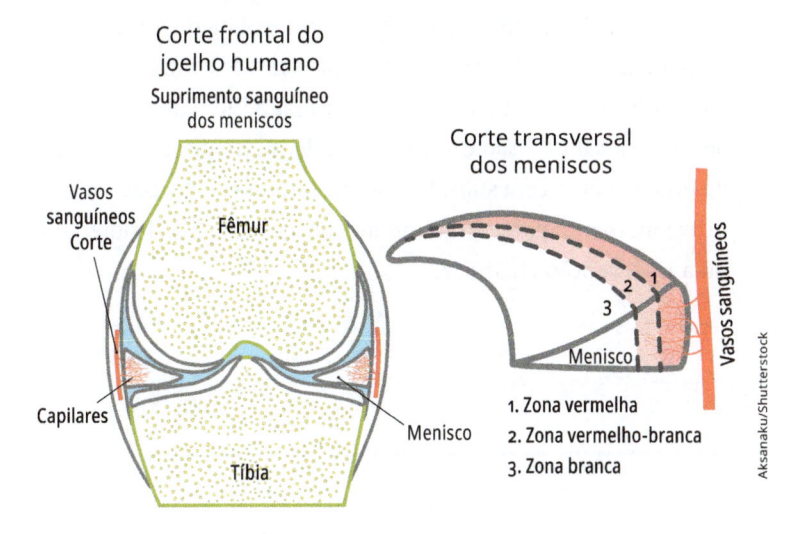

Perceba que a porção mais periférica dos meniscos (zona vermelha) é bem mais vascularizada do que as regiões mais centrais. Portanto, lesões na periferia dos meniscos têm maior possibilidade de regeneração em virtude dessa rede vascular. Inversamente, a falta de suprimento vascular nas regiões mais centrais impede as reações inflamatórias e, com isso, há menores chances de reparo tecidual.

O diagnóstico da lesão nos meniscos é basicamente clínico, sendo o histórico do paciente relevante para estabelecer a hipótese de lesão. A suspeita diagnóstica deve considerar a capacidade de distinguir os mecanismos de lesão traumática e degenerativa. Por exemplo, se um paciente jovem relata um trauma agudo na região do joelho durante uma partida de futebol – em que o membro fixo no solo sofreu estresse em valgo e rotação –, a suspeita é de uma lesão traumática. No entanto, caso se trate de um paciente idoso com queixas de dor no joelho e manifestações de doença artrítica na articulação, é provável que a lesão seja degenerativa. Então, é possível confirmar a suspeita diagnóstica por meio da análise e da interpretação de exames complementares, como ultrassonografia e ressonância magnética, inclusive para definir o local da lesão e sua magnitude. Além disso, os exames de imagem oferecem subsídios para a tomada de decisão entre o direcionamento para o tratamento conservador com fisioterapia ou a intervenção cirúrgica.

1.2.4 Lesões da cartilagem hialina

Levando-se em consideração as lesões no sistema musculoesquelético, todas as estruturas que o compõem estão sujeitas a danos decorrentes de mecanismos traumáticos. Embora as lesões ligamentares e tendíneas sejam as mais comuns, a cartilagem hialina também é frequentemente danificada por mecanismos traumáticos.

> **Preste atenção!**
>
> A cartilagem é um tipo de tecido avascular constituído por células denominadas *condrócitos* e *condroblastos* envolvidas por uma matriz extracelular densa formada por colágeno, elastina, proteoglicanos e ácido hialurônico. Existem dois tipos de cartilagem: a hialina e a fibrocartilagem.
>
> A cartilagem hialina está presente nas articulações sinoviais do corpo humano e reveste as extremidades ósseas que compõem a articulação, tendo as funções de reduzir o atrito entre as partes ósseas de uma articulação sinovial e de responder às forças de tensão e deformação que ocorrem durante o movimento articular. Para isso, a cartilagem hialina tem uma propriedade mecânica conhecida como *viscoelasticidade*.
>
> Por sua vez, a fibrocartilagem se apresenta em algumas articulações, como em meniscos e discos intervertebrais, e compõem outros tecidos, como a traqueia e o pavilhão auditivo.

Em sua maioria, as lesões da cartilagem hialina decorrem de microtraumatismos que se somam ao longo do tempo e acabam se manifestando clinicamente por meio de dor, alterações na amplitude de movimento e restrição articular. A repetição prolongada de movimentos inadequados tem sido postulada como a principal causa de lesão traumática dessa cartilagem. Em praticantes de exercício físico ou em atletas, o treinamento intensivo e a escassez de períodos de recuperação parecem ser a causa precipitante de lesão da cartilagem articular. Ademais, o tipo de ocupação profissional também está relacionado ao desenvolvimento de danos na cartilagem hialina. Trabalhos que envolvem esforço repetitivo ou a manutenção de posturas estáticas em pé ou sentado constituem possíveis fatores etiológicos para a lesão cartilaginosa.

Na Figura 1.5, são expostas as diferenças entre a cartilagem hialina normal e a deteriorada.

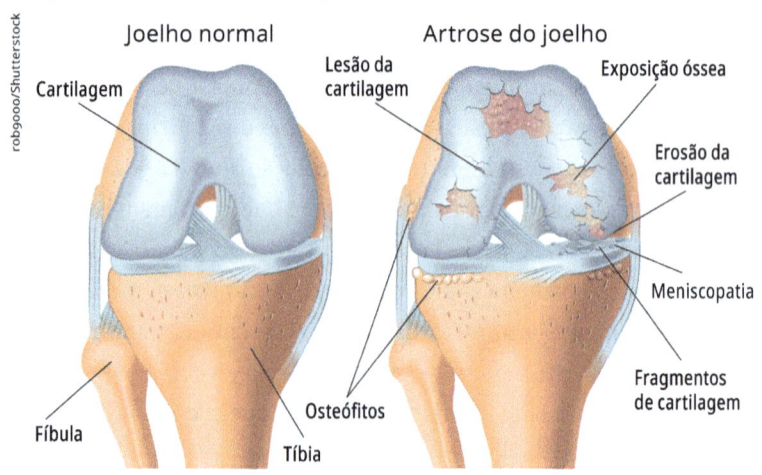

Figura 1.5 – Lesão da cartilagem hialina

Os pequenos traumas cotidianos em atividades ocupacionais, físicas ou esportivas vão se acumulando a ponto de provocarem lesões mais extensas, e o fato de a cartilagem ser avascular compromete sua capacidade de regeneração. A erosão traumática da cartilagem gera um processo inflamatório intra-articular, muitas vezes irreversível.

Indivíduos portadores de lesões na cartilagem hialina manifestam sinais e sintomas como dor e edema na articulação, além de calor e rubor. A dor e o edema restringem o movimento e, com isso, tem-se uma perda gradativa da força muscular. Essa perda, associada ao encurtamento muscular adaptativo, reduz significativamente a flexibilidade. A redução de força, a restrição dolorosa da amplitude de movimento e a diminuição da flexibilidade geram limitações funcionais importantes que impactam diretamente a qualidade de vida do paciente.

1.3 Fraturas: a perda da continuidade óssea

A fratura é um dos problemas traumáticos mais atendidos nas unidades de urgência e emergência. Trata-se da perda da continuidade óssea decorrente da ação de uma força que excede o limite de deformação do osso. O ponto onde ocorre essa perda é dito *foco da fratura*, o qual, por sua vez, é constituído pelas extremidades ósseas "quebradas", por um hematoma e pela fragmentação do periósteo. Obviamente, se uma força foi capaz de lesionar o osso, que é uma estrutura extremamente rígida, essa mesma força certamente danifica os tecidos moles adjacentes, como vasos sanguíneos, fáscia muscular e músculos.

Pessoas que sofreram fratura manifestam sinais e sintomas quase instantaneamente, os quais são bastante característicos. A dor é o principal sintoma relacionado à fratura, sendo tolerável quando a região afetada se encontra em repouso ou imobilizada e muito intensa à palpação ou quando o segmento é mobilizado. Outra característica da dor é que ela é bem localizada e mais intensa exatamente no local da fratura. Também ocorrem aumento do volume na região da fratura – provocado pelo hematoma ósseo –, edema inflamatório do tecido mole adjacente, e protuberância óssea em casos de fraturas desviadas.

1.3.1 Tipos de fraturas

As fraturas são classificadas segundo certos critérios:

- **Isolamento ou exposição do foco da fratura**: a fratura pode ser aberta (exposta) ou fechada. Na exposta, o foco é exposto para um ambiente externo. Na fechada, o foco da fratura não se comunica com o meio externo.
- **Traço da fratura**: refere-se ao padrão de apresentação da descontinuidade óssea. A fratura pode ser completa ou incompleta, simples ou cominutiva. Na fratura completa, a descontinuidade óssea é total. Na incompleta, ocorre somente uma fissura óssea. Já a fratura simples é caracterizada por apenas um foco de separação óssea. Por fim, na cominutiva, há vários focos de descontinuidade, além da formação de vários fragmentos ósseos. Na Figura 1.6, constam alguns tipos de fraturas classificadas quanto ao traço.

Figura 1.6 – Tipos de fratura classificadas quanto ao traço

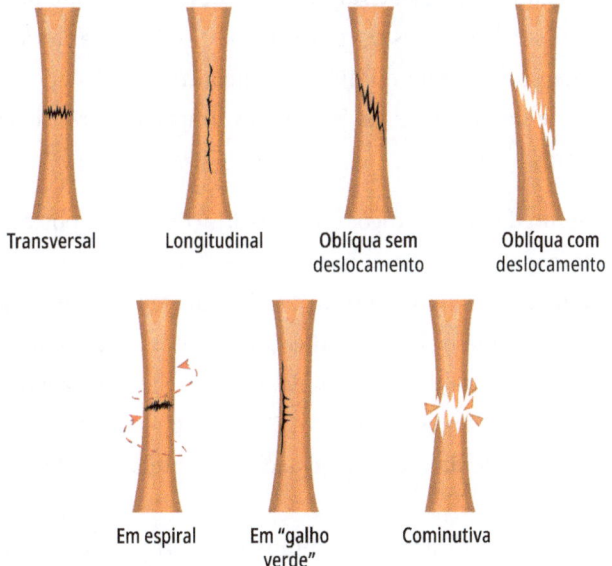

Transversal | Longitudinal | Oblíqua sem deslocamento | Oblíqua com deslocamento

Em espiral | Em "galho verde" | Cominutiva

- **Localização**: diz respeito à região do osso onde a fratura ocorreu. Os ossos longos têm epífises (extremidades distal e proximal), duas metáfises (terço médio proximal e distal) e uma diáfise (região central do osso). Portanto, quanto à localização, as fraturas podem ser epifisárias, metafisárias e diafisárias.
- **Desvio da fratura**: considerando o desvio, as fraturas podem se deslocar nos planos frontal e sagital. Os desvios no plano frontal podem ser categorizados como medial ou lateral, em valgo ou em varo. No desvio medial, o fragmento distal da fratura é transladado medialmente em relação ao fragmento proximal. No desvio lateral, ocorre o contrário. No desvio em valgo, as extremidades fraturadas formam um vértice com a ponta do ângulo direcionado medialmente. No desvio em

varo, a ponta do vértice formado pelas extremidades fraturadas está direcionada lateralmente. Os desvios no plano sagital podem ser anteriores ou posteriores. No desvio anterior, o fragmento proximal ou distal se encontra transladado para frente, e no posterior, os fragmentos fraturados transladam para trás.

Do ponto de vista clínico, tais classificações são importantes para a tomada de decisão quanto à abordagem terapêutica. No entanto, há alguns tipos de fraturas que parecem não se enquadrar em nenhuma dessas classificações. É o caso da fratura de tórus ou subperiosteal, por exemplo. Esse tipo de fratura é típico em crianças: em vez de o osso "quebrar", ele parece ser "amassado", em virtude da alta elasticidade inerente ao tecido ósseo delas.

Outro tipo de fratura que comumente ocorre nessa faixa etária é conhecido como *fratura em "galho verde"*, que se caracteriza pela destruição do osso trabecular (porções internas do osso) sem haver perda da continuidade do osso cortical.

Existe, ainda, a fratura patológica, que fragiliza o osso diante de alguma doença que eventualmente atinge a integridade óssea, a exemplo de osteoporose, tumores ósseos, osteogênese imperfeita, infecções ósseas e hiperparatireoidismo.

1.3.2 Consolidação das fraturas

Quando o osso é lesionado, um processo inflamatório é instituído – assim como em qualquer tipo de lesão em tecidos vascularizados. Esse processo prepara o foco da fratura para o reparo ósseo subsequente, conhecido como *consolidação óssea*. Embora os eventos do processo inflamatório e do reparo tecidual sejam explicados separadamente, fisiologicamente eles se complementam. Por isso, alertamos que a decisão de descrever separadamente esse eventos é meramente didática.

Os mecanismos de reparo do osso fraturado dão início ao processo inflamatório logo após o evento traumático que provocou a descontinuidade do osso. Essa fase inflamatória inicial tem a função de remover os fragmentos ósseos e realizar a "limpeza" do local, para, em seguida, proceder à deposição de uma nova matriz óssea para conectar as extremidades da fratura. Ao longo do processo inflamatório agudo, ocorre uma proliferação de neutrófilos e macrófagos, que visam remover o tecido destruído, preparando o ambiente para a fase seguinte. Além disso, há intensa atividade osteoclástica, a qual é crucial para a reabsorção de fragmentos ósseos. Citocinas liberadas durante a atividade dos neutrófilos, macrófagos e osteoclastos induzem a proliferação de osteoblastos, que atuarão na fase seguinte, denominada *estabilização da fratura*.

Os osteoblastos são células que participam do processo de reparo, por serem capazes de produzir o constituinte primário do osso, denominado hidroxiapatita de cálcio. Intimamente ligados à atividade osteoblástica encontram-se os fibroblastos, que sintetizam uma matriz extracelular constituída predominantemente por colágeno tipo I. Quando a matriz está bem desenvolvida, ocorre a remodelagem, por meio da qual a formação de um calo ósseo pode ser evidenciada. Nessa etapa, há substituição gradual do osso reticulado por osso lamelar, de consistência mais dura e forte. A fase de consolidação pode durar meses ou anos para se completar e envolve a reorganização do tecido ósseo, com formação do canal medular, correção de deformidades angulares e minimização de superfícies convexas características do calo ósseo.

Na Figura 1.7, sintetizamos o processo de consolidação das fraturas, desde a lesão até o reparo final.

Figura 1.7 – Fases da consolidação de uma fratura

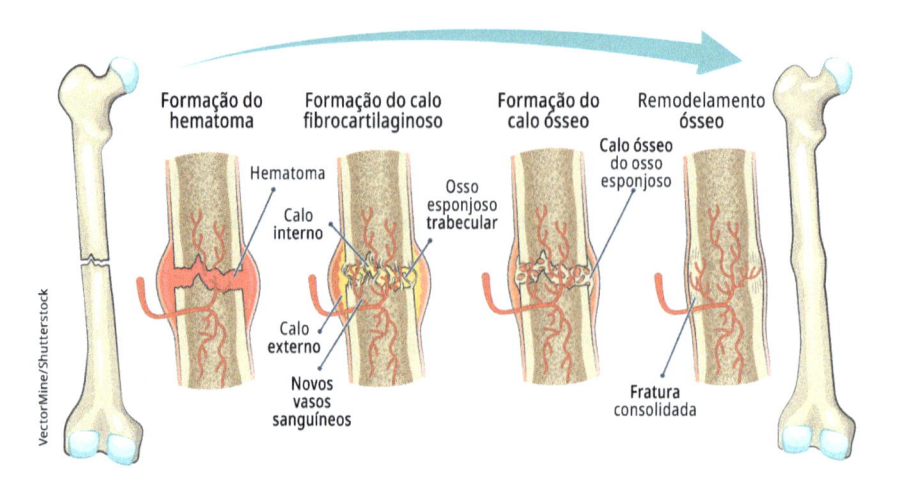

| Formação do hematoma | Formação do calo fibrocartilaginoso | Formação do calo ósseo | Remodelamento ósseo |

Labels: Hematoma; Calo interno; Calo externo; Novos vasos sanguíneos; Osso esponjoso trabecular; Calo ósseo do osso esponjoso; Fratura consolidada.

A remodelagem óssea alinha as fibras de colágeno, harmonizando a matriz extracelular com a mineralização do osso.

Importante!

O fisioterapeuta tem de reconhecer os eventos do processo de consolidação óssea porque, na fase de estabilização da fratura, deve implementar alguma sobrecarga leve – por exemplo, contrações isométricas –, com o intuito de oferecer um estímulo mecânico às células de reparo.

Fisiologicamente, os osteoblastos têm a capacidade de converter um estímulo mecânico em resposta biológica, ou seja, um estímulo mecânico amplifica a atividade dos osteoblastos, favorecendo a mineralização óssea. Convém assinalar que, na fase de estabilização, o osso depositado é imaturo, reticulado e fraco em termos de torque. Por isso, ainda não pode ser submetido a sobrecargas ou estresses intensos. Entretanto, leves sobrecargas são bem-vindas nessa etapa, exatamente por conta da peculiaridade inerente ao processo de consolidação óssea.

E como determinar o momento em que se encontra o processo de consolidação para oferecer tal sobrecarga? Primeiramente, é preciso ter ciência de quando ocorreu a fratura. Se aconteceu há 40 dias, por exemplo, é possível que esteja na fase de estabilização. Entretanto, é aconselhável cautela para não se restringir à cronologia do acometimento, pois o processo de reparo ósseo depende de vários fatores, como a localização e o tipo de fratura, a gravidade da lesão e a individualidade biológica.

Uma forma mais precisa e segura de evidenciar a etapa em que se encontra a fratura é a análise e interpretação da radiografia do segmento afetado. Nas fases iniciais, a constatação da fratura pela imagem radiológica se dá pela observação da descontinuidade óssea mostrada por uma linha radiotransparente (escura) entre as extremidades fraturadas. As partes moles adjacentes ao foco da fratura têm sua densidade radiológica aumentada, evidenciando um processo inflamatório vigente. A redução da radiodensidade do tecido mole adjacente, portanto, é um bom indicativo da evolução cronológica dos eventos de reparo para a fase de estabilização. Além disso, o "borramento" da linha de fratura pode se referir à presença de estruturas conectivas, indicando que possivelmente o processo esteja na fase de estabilização. Já na etapa de remodelamento, a linha de fratura é discreta ou não mais evidente na imagem radiográfica. Assim, a interpretação da radiografia pode subsidiar a tomada de decisão mais adequada na condução fisioterapêutica do processo de reabilitação.

Síntese

Neste capítulo, abordamos os principais problemas que acometem o aparelho locomotor. Informamos que algumas disfunções estão relacionadas a alterações anatômicas e fisiológicas das estruturas do sistema musculoesquelético – sendo este o escopo da ortopedia. Alertamos, porém, que uma grande parcela de lesões no sistema musculoesquelético é provocada por mecanismos traumáticos, nos quais uma força intensa é direcionada a alguma estrutura do sistema, gerando danos teciduais que podem variar de leves a graves acometimentos. Entre os principais problemas ortopédicos, destacamos as alterações posturais, as herniações de disco e os quadros álgicos lombares e cervicais. Quanto às lesões traumáticas, versamos sobre tendinopatias, lesões ligamentares, danos meniscais, lesões da cartilagem hialina e fraturas.

Para o fisioterapeuta, o entendimento da fisiopatologia das lesões traumatológicas e ortopédicas é fundamental para a determinação do diagnóstico funcional e a instituição de um plano de tratamento adequado. As lesões no sistema musculoesquelético passam por momentos distintos, e a cronologia do processo de reparo está intimamente vinculada aos mecanismos patológicos vigentes. Diante disso, a compreensão e a identificação desses momentos é crucial para a tomada de decisão no processo de reabilitação, visto que existem condutas direcionadas para eventos agudos e outras indicadas para as etapas crônicas.

Questões para revisão

1. Cite três fatores etiológicos relacionados ao desenvolvimento de lesões na cartilagem hialina.

2. Explique resumidamente em que consistem os eventos fisiológicos relativos ao processo de consolidação óssea.

3. Um dos problemas ortopédicos mais comuns é o aumento da convexidade posterior do tórax, frequentemente ligado ao processo de envelhecimento. Essa disfunção restringe a mobilidade torácica e, com isso, limita a expansibilidade dos pulmões, reduzindo a vantagem mecânica do diafragma e interferindo diretamente nos volumes e nas capacidades pulmonares. A alteração postural descrita é uma característica da
   a) hiperlordose cervical.
   b) escoliose.
   c) hiperlordose lombar.
   d) hipercifose.
   e) retificação torácica.

4. A cervicalgia é uma condição ortopédica muito comum e uma das principais causas de incapacidade. As dores na região cervical podem ser agudas ou crônicas. A manifestação aguda da cervicalgia é caracterizada por
   a) dor localizada na região cervical associada a redução da amplitude de movimento do pescoço.
   b) dor difusa na região cervical com irradiação para os ombros e associada a fraqueza muscular nos membros superiores.
   c) dor localizada na região cervical irradiada para os ombros e membros superiores associada a redução na amplitude do movimento do pescoço.
   d) dor difusa de baixa intensidade na região cervical associada a redução na amplitude do movimento do pescoço.
   e) dor localizada na região cervical associada a alterações sensoriais dos membros superiores devido à compressão do plexo braquial.

5. Qual é a principal tendinopatia vivenciada na prática clínica do fisioterapeuta?
   a) Tendinite do calcâneo.
   b) Tenossinovite de De Quervain.
   c) Tendinite do manguito rotador.
   d) Tendinopatia do isquiotibiais.
   e) Tendinite infrapatelar.

Questões para reflexão

Considere o breve caso clínico apresentado a seguir:

Um paciente de 23 anos sofreu uma lesão no joelho esquerdo durante uma partida de futebol. De acordo com ele, a lesão ocorreu no momento em que o pé esquerdo estava fixado no solo, quando realizou um giro abrupto sobre o membro fixo com deslocamento do joelho para a linha média. Após o movimento, o paciente relatou um "estalido", e logo em seguida surgiu uma dor intensa que o impediu de continuar jogando. Além disso, ele mencionou que teve dificuldade para sustentar o peso sobre o joelho acometido, o que dificultou sua marcha.

Diante desse caso clínico, reflita:

1. Qual é a principal suspeita diagnóstica?
2. Que teste propedêutico você realizaria para confirmar ou rejeitar sua suspeita diagnóstica?
3. Como fisioterapeuta, quais condutas você indicaria para iniciar o tratamento desse paciente?

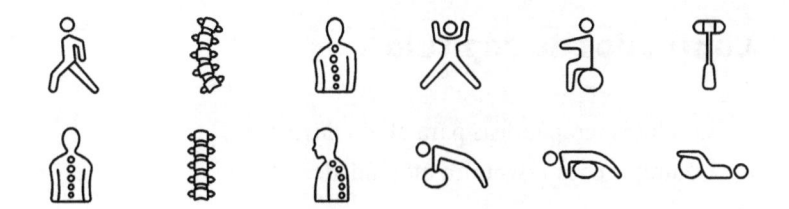

Capítulo 2
Tratamento fisioterapêutico traumato-ortopédico

Conteúdos do capítulo

- Condutas terapêuticas para alívio da dor.
- Condutas para resgatar a mobilidade.

Após o estudo deste capítulo, você será capaz de:

1. definir condutas fisioterapêuticas para promover a analgesia;
2. modular parâmetros da eletroestimulação nervosa transcutânea e do ultrassom terapêutico;
3. determinar o tipo de exercício para resgatar e/ou otimizar a mobilidade;
4. prescrever condutas fisioterapêuticas conforme a cronologia evolutiva das lesões traumáticas e dos problemas ortopédicos.

2.1 Condutas fisioterapêuticas para alívio da dor

O acometimento do sistema musculoesquelético resulta em manifestações clínicas e funcionais que devem ser tratadas durante o processo de reabilitação. Pacientes portadores de problemas ortopédicos ou lesões traumáticas normalmente manifestam dor, edema, fraqueza muscular, redução de flexibilidade e restrição articular. Todos esses eventos, associados ou não, levam a limitações funcionais e, até mesmo, a incapacidades para a realização de atividades diárias, bem como para a prática de exercícios físicos ou de certas modalidades esportivas, além de interferirem diretamente na capacidade de trabalhar.

Por essas razões, o fisioterapeuta tem de desenvolver a habilidade de avaliar fisicamente o paciente e identificar as manifestações funcionais, de modo que seja possível elaborar um plano de tratamento e escolher adequadamente as condutas terapêuticas que serão estabelecidas no processo de reabilitação.

Então, para abordarmos esse tema, iniciaremos com o sintoma mais comumente apresentado pelos pacientes com problemas traumato-ortopédicos: a dor.

A **dor** é o sintoma mais comum nas disfunções no sistema musculoesquelético de origem traumática ou ortopédica. É extremamente improvável que um paciente com lesão traumática, por exemplo, não mencione algum grau de dor. Por conta disso, é fundamental controlá-la no processo de reabilitação, pois se trata de um sintoma que provoca restrição ao movimento. Sua intensidade e persistência acarretam o desuso do segmento acometido. Com isso, desenvolvem-se outras limitações, como encurtamento muscular adaptativo e enfraquecimento dos músculos.

Nessa perspectiva, o fisioterapeuta conta com uma ampla diversidade de métodos, técnicas e recursos que podem ser usados a fim de promover a analgesia. Entretanto, a escolha da conduta mais adequada depende da identificação das características que distinguem os tipos de dor. Por exemplo, se o fisioterapeuta desejar usar a termoterapia, deve optar pela crioterapia em casos de dor aguda e por aplicação de calor em contextos de dor crônica. No entanto, se pretende recorrer a um recurso elétrico, tem de escolher frequências mais altas para a dor aguda, e mais baixas para a dor crônica.

Quanto à forma de evolução, a dor pode ser classificada em **aguda** ou **crônica**. A dor aguda é aquela sentida na iminência de lesão ou imediatamente após a lesão e perdura ao longo do processo inflamatório agudo. A persistência da dor por semanas ou meses indica cronicidade do quadro álgico.

Ainda, a dor pode ter um caráter nociceptivo ou não nociceptivo. No primeiro caso, a dor pode ser do tipo somático ou visceral. A dor **nociceptiva somática** é exagerada pelo movimento e aliviada pelo repouso. Normalmente, sua localização é precisa, sendo percebida como uma sensação latejante. Por seu turno, a dor **nociceptiva visceral** é intermitente e difusa, referida em outros locais e, na maioria das vezes, está associada a outros sintomas sistêmicos. É manifestada como uma sensação de opressão. Já a dor **não nociceptiva** pode ser classificada em neuropática e psicogênica. A dor **não nociceptiva neuropática** é intermitente, mal localizada, percebida como sensação de queimação ou "choque" e provoca irradiação. Já a dor **não nociceptiva psicogênica** é idiopática, ou seja, não apresenta uma causa subjacente e tem relação direta com o lado emocional do paciente e com experiências dolorosas anteriores.

2.1.1 Crioterapia

A crioterapia é um método terapêutico que consiste na aplicação de qualquer substância ao corpo e que resulta em remoção de calor corporal, com o propósito de reduzir a temperatura dos tecidos.

A redução da temperatura tecidual engatilha respostas fisiológicas locais que incluem vasoconstrição, redução do fluxo sanguíneo local, diminuição da taxa metabólica, amenização do processo inflamatório, diminuição da dor e do espasmo muscular. No que concerne à analgesia, a crioterapia é um método consolidado para essa finalidade, já que é capaz de promover um atraso na condução nervosa nociceptiva e motora, contribuindo decisivamente para atenuar espasmos musculares protetores.

Além disso, o efeito vasoconstritor contribui para reduzir a liberação de bradicinina, um importante mediador químico relacionado à dor que é liberado durante a inflamação aguda. A liberação de outros mediadores químicos, como histamina e serotonina, também é diminuída durante a aplicação da crioterapia, o que permite a contenção do edema. Isso porque tais mediadores promovem a vasodilatação e o aumento da permeabilidade vascular ao longo do processo de inflamação aguda. A aplicação de frio nos tecidos é considerada um tratamento tradicional, acessível, fácil de realizar e amplamente usado em lesões musculoesqueléticas agudas.

A crioterapia pode ser aplicada de diversas formas, como: compressas frias, curativos compressivos, imersão segmentar (crioimersão), crioestimulação e criospray (aerosol). A escolha da técnica depende do local em que ela será aplicada e da disponibilidade do recurso. O método de aplicação deve ser realizado por meio da escolha da interface "gelada" associada à compressão da interface no local acometido e à elevação do membro, a fim de favorecer a redução do edema, conforme ilustra a Figura 2.1. O método exposto chama-se *Rice*, um acrônimo para as palavras em inglês *rest*, *ice*, *compression* e *elevation* (repouso, gelo, compressão e elevação).

Figura 2.1 – Método de aplicação de compressas de gelo

Repouso	Gelo	Compressão	Elevação
Fazer repouso máximo nos primeiros 2 dias	Aplicar uma compressa de gelo a cada 2 ou 3 horas nas primeiras 48 horas após a lesão	Envolver a área afetada com uma bandagem médica elástica	Posicionar a parte do corpo afetada acima do nível do coração

Pepermpron/Shutterstock

O uso de bolsas de gelo é a forma mais comum de aplicação da crioterapia, pois podem ser preparadas com recursos de fácil acesso, como toalhas e sacolas plásticas. Nesse tipo de técnica, o resfriamento inicial do tecido ocorre rapidamente, seguido por um período de adaptação a partir da formação de uma película de água entre a bola e a pele. O controle da velocidade e da intensidade do resfriamento pode ser conseguido mediante a interposição de toalhas úmidas entre a pele e a bolsa de gelo. Existem, também, bolsas produzidas comercialmente com uma mistura de água e substância anticongelante. Tais bolsas podem ser mantidas no congelador e reutilizadas, facilitando o tratamento diário. No tratamento de lesões agudas, musculares ou articulares, preconiza-se que a crioterapia seja realizada entre

20 e 30 minutos, de três a quatro vezes por dia, a depender do tipo de lesão.

2.1.2 Estimulação elétrica nervosa transcutânea

Os princípios físicos da eletricidade podem ser aproveitados para modular a percepção dolorosa. Para isso, são indicadas as correntes de baixa frequência, a exemplo da estimulação elétrica nervosa transcutânea (Tens, sigla inglesa para *Transcutaneous Electrical Nerve Stimulation*). A Tens é comumente utilizada por fisioterapeutas no processo de reabilitação no intuito de promover analgesia. A literatura da área postula que seu uso é eficaz para minimizar a dor somática decorrente do processo inflamatório induzido por lesões traumáticas e não traumáticas.

E como a eletricidade modula a percepção dolorosa? Fisiologicamente, as informações nociceptivas oriundas dos tecidos periféricos lesionados e/ou inflamados são processadas no cérebro. Entretanto, para que cheguem aos centros superiores, elas primeiramente passam pela medula espinhal, na qual sinapses inibitórias e excitatórias regulam o fluxo das informações neurais aferentes antes de enviá-las ao cérebro. Trata-se de um sistema de comporta que é ativado ou inibido a partir da aferência periférica mediada por fibras nervosas de grosso calibre.

Quando ocorre uma estimulação nociceptiva, o sistema de comporta se abre a fim de permitir a passagem do estímulo nocivo. Contudo, para que as informações mediadas por fibras de grosso calibre passem pelo sistema, as vias nocicetivas são inibidas. Dessa forma, quando se estimulam perifericamente fibras aferentes de grosso calibre por meio da eletricidade, consegue-se inibir a "subida" da informação nociceptiva para o cérebro.

Portanto, o objetivo da Tens é, precisamente, ativar as fibras aferentes de grosso calibre e, assim, proporcionar o fechamento da comporta, inibindo a transmissão do estímulo nociceptivo ao cérebro. Logo, ela pode ser utilizada tanto em situações de dor aguda quanto em casos de dores crônicas.

Todavia, para se manejar os tipos de dor com a Tens, antes é preciso estabelecer o tipo de dor percebida pelo paciente, uma vez que a modulação dos parâmetros no equipamento depende dessa distinção. Em contextos de dor aguda, por exemplo, deve-se proceder à modulação convencional, com frequências entre 75 e 125 Hz com largura de pulso entre 80 e 120 μs. Já em casos de dor crônica, é possível optar por quatro modalidades e tal escolha deve ser determinada por fatores relacionados à condição dolorosa crônica do paciente.

Nessa ótica, é possível escolher a Tens acupuntural, na qual se programam frequências que variam entre 1 e 5 Hz com largura de pulso de 250 a 350 μs. Na modalidade Tens *burst*, não é preciso modular a frequência, pois é pré-modulada. Portanto, somente se faz necessário ajustar a largura de pulso, a qual pode variar de 15 a 300 μs. Outra forma de utilizar o aparelho para modular a dor crônica é aplicar a modalidade VIF (sigla para variação de intensidade e frequência), na qual tanto a frequência quanto a largura de pulso são pré-moduladas e variam ao longo de todo o tempo de estimulação. Já a Tens breve-intensa, embora seja pouco utilizada na prática clínica, permite um manejo mais duradouro do quadro álgico. Para isso, é necessário modular a frequência e a largura de pulso no máximo oferecido pelo equipamento, mas o tempo de estimulação deve ser de, no máximo, 5 minutos, pois a sensação produzida por essa modalidade é extremamente desconfortável para o paciente. O tempo de estimulação para todas as outras modalidades não deve ser inferior a 20 minutos, sob pena de não produzir respostas relacionadas ao controle neurofisiológico da dor. Assim, com o objetivo de ajustar a intensidade da estimulação com a Tens, é mandatório levar em consideração a percepção sensorial do paciente. Exceto na modalidade breve-intensa, na qual a intensidade deve ser ajustada no limiar de dor, em todas as outras modalidades se faz necessário adequar a intensidade no limiar sensorial do paciente e, de tempos em tempos, elevar a corrente, já que adaptações certamente ocorrerão durante a estimulação.

2.1.3 Terapia por radiação infravermelha

Em várias condições traumáticas e ortopédicas, a aplicação de calor pode ser empregada para aliviar a dor e promover relaxamento muscular. Entretanto, ela não é indicada para situações de inflamação aguda, uma vez que o aumento de temperatura tecidual induz respostas pró-inflamatórias, ou seja, potencializa as reações vasculares características da inflamação. Em contextos de inflamação crônica, nos quais as reações vasculares são menos proeminentes em relação às reações teciduais, o calor fornece benefícios bem estabelecidos, promovendo o aumento do fluxo sanguíneo local e da temperatura muscular. Isso contribui tanto para a analgesia quanto para a indução do reparo tecidual. As reações tissulares promovidas pela aplicação do calor facilitam a nutrição celular e a remoção dos metabólitos e de outros produtos tóxicos oriundos do processo inflamatório.

O aumento da temperatura tecidual estimula reflexamente receptores térmicos cutâneos que, além de elevarem o fluxo sanguíneo local, induzem a inibição da transmissão nociceptiva no sistema de comporta da dor. Vale lembrar, o alívio da dor é uma das primeiras metas nos programas de reabilitação em traumatologia e ortopedia, pois a aplicação de exercícios terapêuticos depende de uma amplitude de movimento indolor.

É possível aplicar calor ao segmento corporal afetado de diversas formas. Para tanto, primeiramente é necessário determinar a profundidade em que se deseja aumentar a temperatura. Para atingir tecidos superficiais, é possível recorrer à radiação infravermelha (IV) ou à aplicação de compressas quentes. Já para alcançar tecidos mais profundos, a diatermia por ondas curtas, as microondas e o ultrassom terapêutico são os métodos mais indicados.

A terapia com radiação infravermelha é considerada um agente térmico superficial usado para o alívio da dor, o relaxamento de músculos superficiais e a redução da rigidez articular. Além de usar os princípios físicos da luz, favorece o reparo tecidual de lesões superficiais graças aos cromóforos.

Fique atento!

Em sua membrana, as células do corpo humano contêm receptores que reagem à luz, os quais são denominados cromóforos. Ao serem estimulados, eles incitam a ativação de mensageiros intracelulares, o que culmina na ativação da função celular. Por exemplo, os fibroblastos têm como função produzir proteínas estruturais (colágeno e elastina) e glicoproteínas adesivas (fibronectina, laminina e integrinas) importantes para o reparo tecidual e a formação de matriz extracelular. Ao estimular o tecido lesionado com radiação infravermelha, os fótons luminosos excitam os cromóforos presentes na membrana plasmática dos fibroblastos, potencializando sua função reparadora.

Para alcançar os efeitos terapêuticos decorrentes da aplicação de calor pela radiação infravermelha, a temperatura tecidual deve estar a 40-45°C e ser mantida por, no mínimo, 10 minutos. O ideal é manter o nível de temperatura por 20 minutos, pois já foram publicados estudos evidenciando ser este o melhor tempo para favorecer as respostas fisiológicas. A intensidade da radiação infravermelha depende da potência da lâmpada e da distância entre ela e o paciente. Portanto, é possível adequar o nível de aquecimento tecidual por meio da distância entre a lâmpada e a parte do corpo a ser tratada. Quanto mais próxima a lâmpada estiver do segmento corporal, mais rapidamente a temperatura pretendida será atingida, e vice-versa. Por se tratar de um calor seco, pode-se usar uma interface umedecida (por exemplo, uma toalha fina) em contato com a pele do paciente.

Quanto às contraindicações do método, é desaconselhada a aplicação em pacientes que apresentam alterações de sensibilidade cutânea. Por isso, antes da aplicação, é importante avaliar a sensibilidade do local. Além disso, a terapia com radiação IV é contraindicada a pessoas com doença cardiovascular avançada, comprometimento da circulação periférica, presença de neoplasia maligna da pele, pacientes com alterações cognitivas severas durante o estado febril e no tratamento de doenças agudas da pele e eczema.

2.1.4 Ultrassom terapêutico

Um recurso muito comum na prática clínica do fisioterapeuta é o ultrassom (US), que utiliza as vibrações acústicas para produzir efeitos fisiológicos térmicos e não térmicos. O US é usado principalmente quando se deseja aumentar a temperatura de tecidos mais profundos, como o interior das articulações, bainhas tendíneas, músculos profundos, meniscos e raízes nervosas. Os equipamentos de US modernos permitem a modulação da frequência para produzir respostas terapêuticas superficiais e profundas.

Para atingir tecidos mais profundos, deve-se modular o US com uma frequência de 1 MHz, e para alcançar tecidos mais superficiais, uma frequência de 3 MHz. Ademais, é preciso selecionar o modo de estimulação, o qual pode ser contínuo ou pulsado. O **modo contínuo** (efeito térmico) oferece respostas biológicas referentes à elevação da temperatura local, o que favorece o aumento do fluxo sanguíneo e a analgesia. Já o **modo pulsado** (efeito não térmico) serve ao objetivo de obter um efeito biológico relacionado às respostas celulares.

Após a escolha do modo de estimulação, pode-se estabelecer a intensidade da energia ultrassônica, que pode variar de 0,5 a 1,0 W/cm², e o tempo de aplicação, o qual depende do diâmetro do cabeçote que é indicado pela área de radiação efetiva (ARE), também designada pela sigla ERA (do inglês *effective radiation area*). Nesse caso, a recomendação é que as zonas de tratamento sejam cerca de 1,5 a 2 vezes o diâmetro do cabeçote. Cada zona deve, então, ser tratada por 1 ou, no máximo, 2 minutos.

Exemplificando

Suponha que um fisioterapeuta esteja atendendo um paciente com lesão crônica na cartilagem hialina do joelho. O profissional pretende atingir o interior da articulação e estimular uma resposta térmica. O local de aplicação será a região medial do joelho. Assim, o primeiro passo é modular uma frequência de 1 MHz e escolher o modo contínuo para obter o efeito térmico. Em seguida, dividir a região medial do joelho em dois

> quadrantes, ajustar a intensidade em 0,8 W/cm² e aplicar por 2 minutos em cada quadrante.
>
> Agora, presuma que o fisioterapeuta pretende alcançar o interior da articulação do joelho, mas espera obter efeitos não térmicos a fim de favorecer o reparo da cartilagem. Para isso, deverá manter a frequência de 1 MHz, mas optar pelo modo pulsado, podendo aumentar a intensidade para 1 W/cm², mantendo o tempo de aplicação pelos dois quadrantes definidos.

Embora seja um recurso de fácil aplicação e amplamente empregado para diversas condições traumáticas e ortopédicas, é preciso ter ciência das contraindicações relacionadas ao uso do US terapêutico. Ele não deve ser utilizado em mulheres grávidas ou com suspeita de gravidez, pessoas com lesões malignas, infecções ativas, pacientes hemofílicos e portadores de placas metálicas para fixação óssea. Além disso, o US não deve usado nas gônadas, no crânio, nos olhos e em áreas sob efeito de anestesia.

2.2 Condutas para resgatar a mobilidade

As lesões traumáticas que atingem os músculos, os tendões ou as articulações normalmente provocam limitação de movimento articular. A dor pode ser um fator importante para a limitação do movimento, seja por restringir a articulação, seja por inviabilizar uma contração muscular adequada. Assim, antes de mobilizar o segmento afetado, é preciso proceder à analgesia, para, em seguida, aplicar técnicas com o intuito de resgatar a mobilidade articular. Nesse sentido, é necessário estabelecer condutas que visam recuperar a amplitude de movimento (ADM), a fim de que posteriormente outros exercícios, como alongamentos e fortalecimentos, sejam incrementados ao programa de reabilitação. A recomendação é incrementar os exercícios de ADM o quanto antes possível, sob a prerrogativa de evitar os efeitos deletérios do imobilismo articular.

Basicamente, existem três tipos de exercícios de ADM: (i) exercícios de ADM passiva; (ii) exercícios de ADM ativo-assistida; (iii) exercícios de ADM ativa. Na Figura 2.2, a seguir, é possível observar a execução de uma manobra passiva de mobilização da articulação para quadril e joelho, em que o movimento articular é realizado exclusivamente pelo fisioterapeuta.

Figura 2.2 – Manobra passiva de mobilização da articulação para quadril e joelho

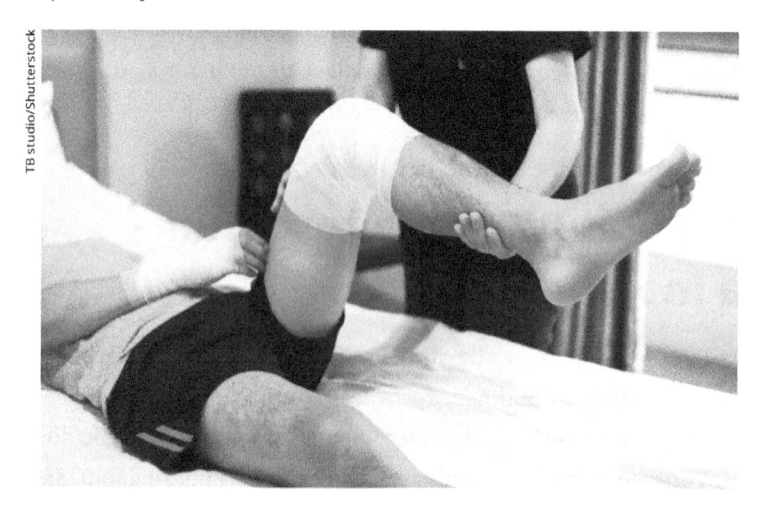

A mobilização passiva da articulação pode ser executada manualmente pelo fisioterapeuta ou por meio de algum dispositivo mecânico. Ela deve ser realizada na ADM não dolorosa

de modo que o arco de movimento aumente de forma gradual. Os exercícios de ADM passiva são indicados para as fases iniciais do processo de reabilitação, pois a dor e outros sintomas inflamatórios inviabilizam ou dificultam o movimento ativo. À medida que a dor diminui e os sintomas inflamatórios são amenizados, pode-se progredir para os exercícios de ADM ativo-assistida, ou seja, o paciente pode participar iniciando o movimento, o qual, por sua vez, é assistido pelo fisioterapeuta. Esse tipo de exercício é considerado uma ponte para a movimentação ativa da articulação. Para isso, o fisioterapeuta pode gradativamente reduzir o nível de assistência, encorajando o paciente a realizar o movimento ativo.

Com o reestabelecimento do controle ativo do movimento, é possível evoluir no tratamento do paciente e prescrever exercícios ativos em cadeia aberta ou fechada. Nos **exercícios em cadeia aberta**, o segmento proximal permanece fixo, enquanto o segmento distal é movido no arco de movimento. Por seu turno, nos **exercícios em cadeia fechada**, ocorre o contrário, ou seja, o segmento distal permanece fixo, enquanto o segmento proximal se move.

Os exercícios de cadeia cinética aberta e os de cadeia cinética fechada apresentam vantagens e desvantagens que devem ser levadas em consideração na escolha do tipo mais adequado para a meta de tratamento. Fisiologicamente, os exercícios em cadeia aberta não são funcionais, já que não envolvem a sustentação do peso corporal, isto é, o movimento ocorre em uma única articulação. Já os exercícios em cadeia fechada aumentam a congruência articular devido à necessidade de sustentação do peso corporal. Com isso, estimulam os proprioceptores e conferem maior estabilidade articular dinâmica, com menor possibilidade de desgaste nas articulações, em virtude da minimização das forças de cisalhamento.

2.2.1 Exercícios para obtenção de flexibilidade

As lesões no aparelho locomotor normalmente acarretam algum tipo de limitação ao movimento do segmento acometido. As alterações na mobilidade segmentar estão relacionadas a vários aspectos, como presença de dor, edema e espasmos musculares protetores. As consequências dessa limitação são o encurtamento adaptativo dos músculos e prejuízo na atividade neuromuscular, o que interfere diretamente na amplitude de movimento funcional. Por isso, o fisioterapeuta tem de tomar condutas que viabilizem a restauração da ADM e da flexibilidade, pois a realização dos movimentos ativos e a geração de força muscular demandam uma amplitude irrestrita de movimento.

A flexibilidade depende da combinação da **capacidade de alongamento** relativa à unidade musculotendínea e a **integridade articular**. Então, é necessário que os programas de reabilitação de lesões musculoesqueléticas contenham exercícios de alongamento e técnicas de mobilização articular.

O **alongamento muscular** favorece a maior extensibilidade do músculo e dos tendões. Para alcançar isso, há várias técnicas de alongamento, e a escolha do método adequado deve levar em conta o grau de encurtamento muscular e a integridade das estruturas articulares. Tais técnicas podem ser classificadas quanto à forma de aplicação da força, à fonte da força e ao grau de participação do paciente no processo. Arrolamos as características de cada tipo de alongamento no Quadro 2.1, a seguir.

Quadro 2.1 – Classificação dos tipos de exercícios de alongamento

Classificação	Tipo	Característica
Quanto à aplicação da força	Estático	Manutenção da força de alongamento acima do limite da ADM pelo tempo determinado.
	Cíclico	Força aplicada de forma intermitente e lenta.
	Balístico	Força aplicada também de forma intermitente, mas é rápida e de alta intensidade.
Quanto à fonte de força	Manual	Aplicado pela fisioterapeuta.
	Mecânico	Aplicado por meio de algum dispositivo, como sistemas de roldanas.
	Autoalongamento	Realizado pelo próprio paciente.
Quanto ao grau de participação do paciente	Ativo	Há uma contração do músculo antagonista ao alongado.
	Passivo	Não há contração muscular.
	Facilitação neuromuscular propioceptiva (FNP)	As técnicas aplicadas são baseadas nos princípios neurofisiológicos de contração e relaxamento muscular.

Em associação às técnicas de alongamento, é preciso melhorar a **flexibilidade articular**. Para isso, convém recorrer a técnicas de mobilização articular, procedendo à reprodução dos movimentos artrocinemáticos de maneira passiva. A mobilização articular contribui para a lubrificação da articulação, além de aumentar o espaço articular e facilitar a movimentação das partes ósseas envolvidas. Essa técnica pode ser aplicada variando as oscilações que reproduzem os movimentos artrocinemáticos, sendo classificada quanto ao grau de oscilação.

Na mobilização articular de **grau 1**, as oscilações devem ser realizadas no início da ADM e executadas de forma rítmica e com média velocidade. Ela é indicada para as articulações cuja limitação de movimento seja provocada por dor e espasmo muscular.

Por sua vez, na mobilização articular de **grau 2**, as oscilações articulares devem ser realizadas com baixa velocidade, mas com grande amplitude. É recomendada como progressão da mobilização de grau 1.

Já na mobilização articular de **grau 3**, os movimentos artrocinemáticos são reproduzidos no limite da ADM disponível. Portanto, deve ser realizada somente quando há remissão de dor e espasmos musculares.

Por fim, a mobilização articular de **grau 4** também é realizada no limite da ADM disponível, forçando a elasticidade dos tecidos com a intenção de obter um ganho na amplitude. O objetivo é vencer as forças resistivas articulares. Por essa razão, é indicada como técnica antecessora ao alongamento muscular.

2.2.2 Otimização do desempenho muscular

Repousar o segmento musculoesquelético lesionado é determinante para o adequado processo de cicatrização. Entretanto, o excesso de repouso ou até mesmo o desuso podem acarretar perda de força e de resistência muscular à fadiga.

Ainda, as alterações no desempenho muscular estão relacionadas aos desequilíbrios musculares observados em pacientes com algum tipo de problema ortopédico. Diante disso, ao longo do processo de reabilitação, é essencial que o fisioterapeuta institua um programa de exercícios voltados ao reestabelecimento da força e à otimização do desempenho muscular. Para isso, o profissional tem de considerar o treinamento de força como parte de qualquer programa de reabilitação traumato-ortopédica.

Ressaltamos que o treinamento de força deve ser iniciado somente quando o processo inflamatório agudo estiver resolvido. Enquanto o paciente apresentar sinais e sintomas agudos de inflamação, é preciso amenizar a manifestação e manter a mobilidade do segmento com exercícios de ADM passiva e de suas progressões. Somente depois dessas ações é que se pode começar um treinamento de força. Em outras palavras, o fisioterapeuta tem de se certificar de que o paciente consegue realizar uma movimentação ativa em uma amplitude de movimento livre e indolor. Nas fases iniciais do treinamento, devem ser prescritos exercícios resistidos com cargas baixas, as quais devem ser elevadas gradativamente, conforme a evolução do paciente. Além disso, é imprescindível respeitar o período de recuperação necessário ao treinamento de força tanto entre as séries quanto entre as sessões, a fim de que as adaptações fisiológicas ocorram apropriadamente e sem sobrecarregar a musculatura.

Sob essa ótica, observe a Figura 2.3, que ilustra um exemplo de exercício resistido com a utilização de halteres para fortalecer o movimento de flexão do ombro.

Figura 2.3 – Exercício de fortalecimento para o ombro utilizando halteres para oferecer resistência ao movimento

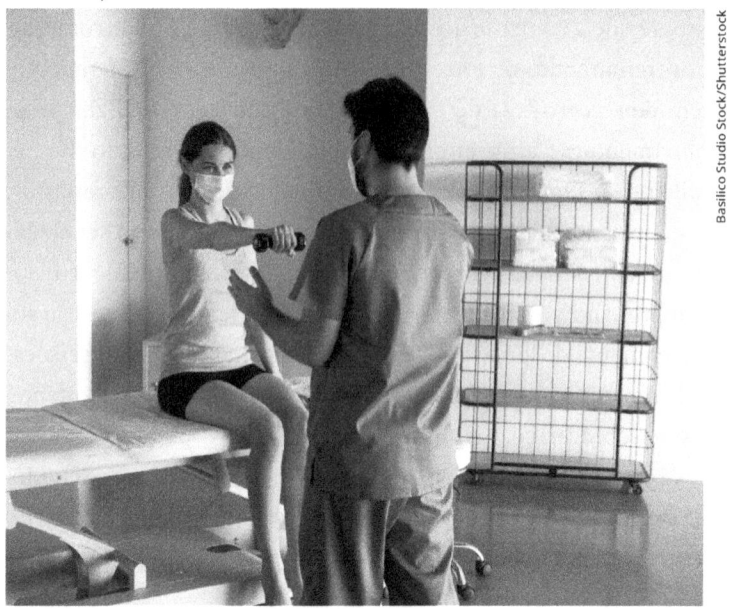

Basilico Studio Stock/Shutterstock

A prescrição de exercícios resistidos visando à obtenção de força muscular deve considerar alguns princípios do treinamento, como sobrecarga, especificidade, continuidade e relação entre intensidade e volume. Dessa forma, para que um músculo melhore sua capacidade de gerar força, deve ser estimulado trabalhando mais do que o de costume.

Igualmente, faz-se necessário proceder à imposição de novas cargas continuadamente, com o objetivo de evitar a adaptação às cargas anteriores. Contudo, não é preciso aumentar a carga a cada sessão. Uma alternativa para atingir essa finalidade é modificar a sobrecarga imposta alterando o volume de treinamento, bem como modificar o número de séries e de repetições, além de alterar a velocidade do movimento e o tipo de contração.

Curiosidade

Você sabia que o tipo de contração muscular promove exigências diferentes ao músculo? A contração concêntrica, por exemplo, é a que exige menor tensão muscular, e a excêntrica, maior tensão. Por isso, podem ser utilizados os exercícios com ênfase na contração concêntrica nas etapas iniciais do treinamento de força, pois a demanda metabólica para o músculo será menor. Então, é possível evoluir esse processo mediante a manutenção da carga e a modificação do tipo de contração para uma isometria com tempo estipulado. A contração isométrica produz mais tensão do que a concêntrica e, por isso, pode ser usada como forma de sobrecarga. Quando o paciente estiver realizando tranquilamente exercícios resistidos concêntricos e/ou isométricos, pode-se promover um treinamento de força que enfatize as contrações excêntricas. Perceba que em nenhum momento é preciso alterar a carga imposta e, mesmo assim, o músculo será sobrecarregado modificando-se apenas o tipo de contração.

A respeito do treinamento de força, é indispensável para o fisioterapeuta conhecer algumas terminologias utilizadas na elaboração do programa de exercícios resistidos. Primeiramente, tem de ter clareza sobre o que é **intensidade do exercício**. A intensidade nada mais é do que a quantidade de carga instituída. E como selecionar a carga adequada para o paciente em determinado momento do processo de reabilitação? Tal escolha envolve basicamente dois aspectos: (i) a condição do paciente; (ii) o tipo de adaptação desejada.

Por exemplo, se o objetivo é que o paciente obtenha um ganho de resistência muscular à fadiga, a intensidade da carga deve ser de 30-50% de uma repetição máxima (RM). Contudo, se se pretende que ele ganhe força muscular, a carga deve ser de 60-80% de 1 RM. Por sua vez, se o intuito é desenvolver potência muscular, a intensidade deve ser superior a 80%.

E o que é **RM**? É a quantidade máxima de carga suportada para realizar apenas um movimento. Muitas vezes, na prática clínica, essa definição é meramente teórica, pois obviamente o paciente não será forçado a mover uma carga intensa somente para o fisioterapeuta instituir uma intensidade percentual. É possível recorrer a uma estratégia muito menos danosa, que é prescrever cargas baixas nas fases iniciais, monitorando a evolução do paciente, e gradativamente aumentar essa carga, conforme as adaptações forem atingidas.

Outros termos utilizados nos programas de treinamento de força são *séries* e *repetições*. As **séries** dizem respeito ao número de ciclos a serem realizados; e as **repetições,** à quantidade de vezes que o movimento será executado em cada ciclo. Por exemplo, o paciente deve realizar o exercício de flexão de cotovelo com carga de 4 kg em três séries de 15 repetições. A compreensão dessa terminologia é importante para o registro das informações referentes ao treinamento de força do paciente e serve de base para possíveis ajustes a serem realizados ao longo da reabilitação.

2.2.3 Exercícios para obtenção de controle neuromuscular

Em qualquer programa de reabilitação traumato-ortopédica, diversos aspectos envolvidos com o desempenho funcional devem ser considerados. As metas de tratamento e as condutas estabelecidas, por exemplo, precisam estar em consonância com a cronologia dos eventos patológicos. Em geral, o primeiro passo é aliviar a dor, reduzir o edema e levar o paciente ao ganho da mobilidade articular. Em seguida, o propósito é otimizar a flexibilidade, o desempenho muscular e o controle neuromotor. Esse último aspecto é indispensável para consolidar o tratamento, uma vez que se objetiva desenvolver as habilidades de controle postural, equilíbrio, coordenação motora e propriocepção. Além disso, é necessário considerar que o processo de reabilitação visa reestabelecer a funcionalidade que será utilizada pelo paciente nas atividades diárias, laborais e esportivas. Portanto, a inserção de exercícios funcionais nos programas de reabilitação é imprescindível para o desenvolvimento das habilidades motoras do paciente.

O corpo humano tem a capacidade de se adaptar ao estresse físico. Para isso, conta com estratégias sensoriais que lhe possibilitam detectar estímulos sensoriais e reproduzir uma tarefa motora. A execução motora depende de aspectos como: reconhecimento do segmento movimentado no espaço; grau de força muscular para a realização de tal movimento; músculos necessários para que esse movimento aconteça de forma coordenada. Nesse sentido, os exercícios de otimização do controle neuromuscular são baseados nas capacidades de manter uma posição, reagir às perturbações e mover-se voluntária e coordenadamente.

Sob essa ótica, é possível prescrever diversos tipos de exercícios para otimizar o controle neuromuscular. No Quadro 2.2, a seguir, listamos os principais exercícios utilizados para promover o controle neuromuscular nos programas de reabilitação.

Quadro 2.2 – Características dos principais tipos de exercícios para a obtenção de controle neuromuscular

Tipo de exercício	Descrição
Exercícios de equilíbrio	Objetivam estimular o controle postural por meio de movimentos apendiculares realizados em superfícies instáveis.
Treino de perturbação	Busca a obtenção de respostas reativas a perturbações do controle postural estático.
Exercícios pliométricos	Visam obter respostas de reação ao solo.
Treinamento gestual	Trata-se da reprodução sistematizada dos gestos técnicos utilizados em atividades diárias, sejam elas laborais ou esportivas. Visa aprimorar a execução de movimentos habituais com a intenção de prevenir novas lesões.
Exercícios multifacetados	Envolve a associação concomitante de vários exercícios, como treino de força associado a treino de equilíbrio ou exercício aeróbico intervalado com exercícios de autoalongamento.

Síntese

Neste capítulo, comentamos sobre a ampla variedade de condutas fisioterapêuticas que podem ser instituídas nos programas de reabilitação traumato-ortopédica. Explicamos que a dor é um sintoma comum e manifestado em praticamente todos os problemas de origem traumática e ortopédica. Assim, assinalamos que os métodos e as técnicas de analgesia devem ser implementados nas fases iniciais da reabilitação, e que, somente após a minimização ou remissão do quadro álgico, é possível evoluir com a prescrição de exercícios terapêuticos. Várias condutas podem ser usadas para aliviar a dor, desde a aplicação de recursos simples, como a crioterapia, até a utilização de dispositivos tecnológicos, como a Tens e o ultrassom terapêutico.

Esclarecemos que as lesões osteomioarticulares provocam graus variados de alterações no desempenho motor, as quais favorecem a redução da amplitude de movimento (ADM), atenuam a força muscular, induzem o encurtamento da unidade musculotendínea e interferem na coordenação motora e na habilidade de executar alguns movimentos. Nesse sentido, apresentamos as práticas que visam melhorar a mobilidade e evitar o desuso do segmento acometido. Ainda, citamos alguns exercícios úteis para otimizar o desempenho motor, entre eles exercícios resistidos, exercícios para flexibilidade e técnicas para otimizar o controle neuromuscular. Conhecendo-se as condutas fisioterapêuticas, é viável instituir um plano de tratamento coerente com as metas e os objetivos pretendidos e relacionados à restauração da função física de pacientes acometidos por problemas traumáticos e ortopédicos.

Questões para revisão

1. Descreva o mecanismo de controle da dor induzida por Tens (sugestão: utilize os princípios da teoria da comporta da dor).

2. Quais tipos de exercícios podem ser utilizados para otimizar o desempenho muscular?

3. A crioterapia consiste em um recurso terapêutico usado com a finalidade de reduzir a temperatura tecidual local e, assim, obter efeitos fisiológicos capazes de:
   a) promover a vasoconstrição, a redução do fluxo sanguíneo local, a diminuição da taxa metabólica, a amenização do processo inflamatório e a diminuição da dor e do espasmo muscular.

b) induzir a vasodilatação, aumentar o fluxo sanguíneo local, potencializar o processo de reparo tecidual e reduzir a dor e o espasmo muscular.
c) favorecer a redução do fluxo sanguíneo local, elevando a taxa metabólica do tecido agredido, além de reduzir a dor por meio do aumento da excitação dos nociceptores.
d) promover a vasoconstrição, com consequente aumento do fluxo sanguíneo local que leva à proliferação de células de defesa, potencializando o processo inflamatório.
e) favorecer o aumento da permeabilidade vascular e, com isso, induzir a migração de células de defesa da corrente sanguínea para o local lesionado.

4. Quais são os parâmetros ultrassônicos indicados para oferecer efeitos térmicos profundos?
   a) Frequência de 1 MHz e modo pulsado.
   b) Frequência de 1 MHz e modo contínuo.
   c) Frequência de 3 MHz e modo pulsado.
   d) Frequência de 3 MHz e modo contínuo.
   e) Nenhuma das alternativas anteriores.

5. Considere um exercício de alongamento em que o fisioterapeuta aplica, por tempo determinado, uma força mantida no limite da amplitude de movimento, mas sem induzir a contração muscular. Como esse exercício pode ser classificado?
   a) Alongamento passivo balístico e mecânico.
   b) Alongamento ativo manual e cíclico.
   c) Alongamento passivo manual e estático.
   d) Autoalongamento.
   e) Alongamento passivo manual e balístico.

Questões para reflexão

1. Relacione as manifestações clínicas agudas de uma lesão de ligamento cruzado anterior com a escolha das condutas fisioterapêuticas.

2. Qual é o significado funcional de um treino resistido realizado por meio de exercícios com carga de baixa intensidade, alto número de repetições e intervalo curto entre as séries?

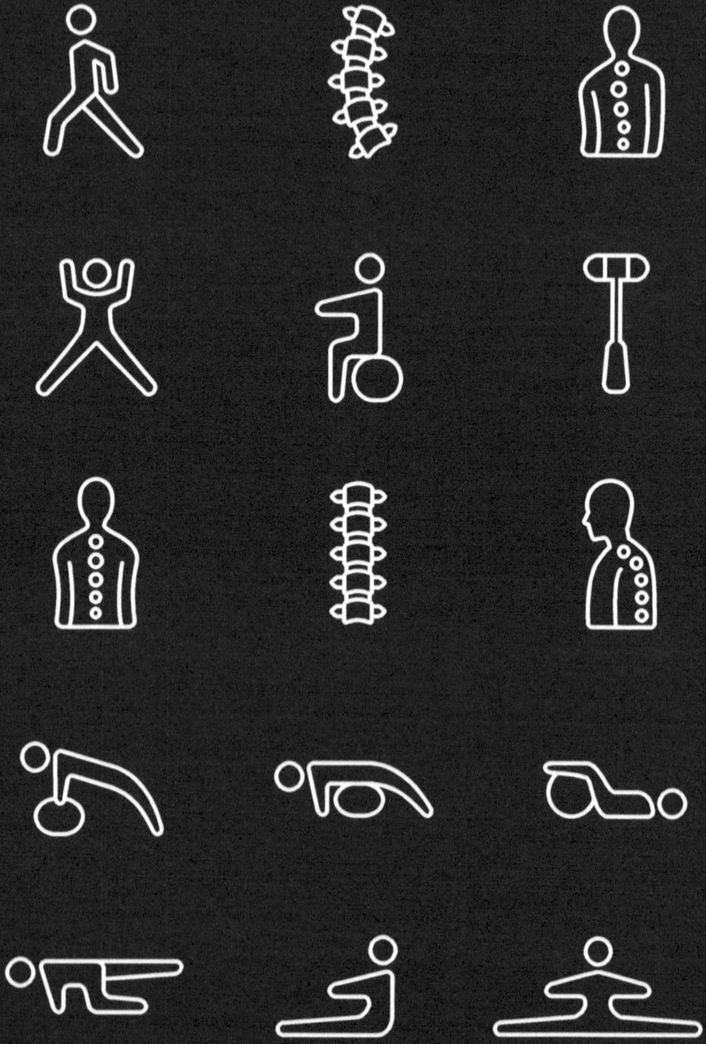

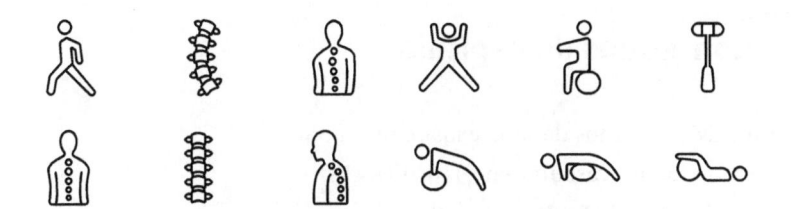

Capítulo 3
Clínica em fisioterapia neurológica

Conteúdos do capítulo

- Mecanismos da motricidade humana.
- Acidente vascular encefálico (AVE).
- Doença de Parkinson (DP).
- Paralisia cerebral (PC).
- Traumatismo raquimedular (TRM).
- Esclerose múltipla (EM).
- Esclerose lateral amiotrófica (ELA).

Após o estudo deste capítulo, você será capaz de:

1. descrever os mecanismos neurofisiológicos relacionados à motricidade humana;
2. determinar as características fisiopatológicas do AVC;
3. entender o mecanismo patológico da DP;
4. distinguir as alterações funcionais que diferenciam os tipos de PC;
5. reconhecer os eventos fisiopatológicos relacionados ao TRM e ao desenvolvimento de limitações funcionais;
6. relacionar os eventos patológicos da EM e da ELA às alterações motoras decorrentes dos danos neuronais induzidos pelas doenças.

3.1 Mecanismos da motricidade humana

A capacidade do corpo humano de se movimentar depende da integração de informações sensório-motoras que permitem o planejamento, a iniciação, o controle, a coordenação e o equilíbrio dos movimentos. Tais princípios regem os mecanismos envolvidos na ampla diversidade de movimentos que o corpo humano é capaz de executar. A realização de movimentos voluntários é um processo intencional e referenciado por estímulos externos e conscientes, que envolvem percepção, memória, projeção, afetividade, emoção e raciocínio. Para isso, obviamente, existe um sistema motor que, além de permitir a movimentação, é capaz de organizar estratégias otimizadas para que o movimento seja executado com eficácia e precisão.

Entretanto, esse sistema não funciona sozinho. As estruturas que o compõem dependem do funcionamento harmonioso de inúmeros parâmetros homeostáticos. O controle dos **mecanismos homeostáticos** compete ao sistema neurovegetativo ou autônomico, o qual, em muitas doenças neurológicas, pode estar comprometido. Isso naturalmente inviabiliza ou dificulta a execução de movimentos.

Convém assinalar que o sistema nervoso é resultado de milhões de anos de evolução filogenética. Basicamente, ele é organizado em níveis hierárquicos. O córtex cerebral, o tronco encefálico, o cerebelo e os núcleos da base são estruturas hierarquicamente superiores pela complexidade de seu funcionamento. Contudo, a medula espinhal é relativamente mais simples, tanto do ponto de vista estrutural quanto histológico. Assim, considerando que o sistema nervoso tem níveis de complexidade morfológica e funcional, é possível dividir os movimentos em três classes: (i) reflexos; (ii) rítmicos; e (iii) voluntários.

Os **movimentos reflexos** são os mais simples e representam uma reação primitiva extremamente necessária para manter a integridade física do corpo humano. Já os **movimentos rítmicos** são aqueles que, embora possam ser controlados, muitas vezes ocorrem de forma não intencional. São exemplos dessa classe o movimento dos braços durante a deambulação e a respiração. Por sua vez, os **movimentos voluntários** têm alto grau de complexidade, pois dependem da integração de mecanismos neurofisiológicos que permitem os ajustes necessários e o controle eficaz da resposta motora. Ambos estão fundamentados nas teorias do controle motor. Expresso de outro modo, a execução de um movimento voluntário depende da elaboração de uma estratégia motora seguida de aspectos táticos, os quais são funções de estruturas superiores do sistema nervoso.

Para clarificarmos, imaginemos a situação em que um indivíduo está sentado confortavelmente no sofá de sua sala assistindo à televisão e, de repente, sente sede. Isso significa que ele precisa beber algum líquido e, para isso, terá de se levantar do sofá, andar até a cozinha, pegar o copo no armário, colocá-lo sob torneira, abri-la, esperar encher o copo, suportar o peso do copo com a água, levá-lo até a boca e deglutir a água coordenadamente, para não engasgar. Perceba que não é preciso para esse indivíduo pensar em todas essas ações para simplesmente "matar" a sede, pois tais ações parecem já estar embutidas na memória. Todavia, o comportamento motor necessário para sanar a sede, nesse exemplo, depende primeiramente do acionamento de uma estratégia motora, a qual selecionará de modo integrado os músculos requeridos para cumprir cada ação motora.

Associado à estratégia motora encontra-se o aspecto tático do sistema motor, que se refere ao padrão de ativação sequencial dos músculos envolvidos na ação. Além do padrão de ativação, os aspectos táticos são importantes para o ajuste da força muscular, da velocidade e do direcionamento do movimento e, naturalmente, da coordenação entre as contrações e o relaxamento dos músculos agonistas e antagonistas. Quando a estratégia motora e os aspectos táticos estão definidos, aí sim tem-se a execução do movimento propriamente dita, por meio da contração e do relaxamento coordenados de músculos específicos. Vale atentar para a essência dessa informação, salientando que, durante a execução dos movimentos, o sistema nervoso é continuamente informado sobre o que está acontecendo. Por isso, ajustes na estratégia motora e nos aspectos táticos ocorrem simultaneamente.

As doenças que atingem o sistema nervoso, especialmente aquelas que acometem os centros superiores, geram um "caos" neural. Isso significa que os mecanismos patológicos afetam a capacidade dos neurônios de processar, integrar e segregar informações fundamentais para a elaboração de um plano de movimento. Então, como é possível restaurar a função física de pacientes neurológicos? A premissa das condutas terapêuticas está atrelada aos princípios da **neuroplasticidade**, ou seja, a capacidade de o sistema nervoso se reorganizar e se adaptar à medida que lhe são oferecidos estímulos externos adequados.

Há uma ampla diversidade de doenças que compromete o sistema nervoso. Entretanto, algumas delas são mais comuns e consideradas as principais patologias neurológicas que necessitam de reabilitação, como o acidente vascular encefálico (AVE), a ataxia cerebelar, a Doença de Parkinson (DP), a paralisia cerebral (PC), o traumatismo raquimedular (TRM), a esclerose múltipla (EM), a esclerose lateral amiotrófica (ELA) e as distrofias musculares. Tais doenças são caracterizadas pelo comprometimento dos mecanismos de controle motor e acarretam danos variáveis na habilidade de o paciente executar movimentos.

As alterações motoras presentes em doenças neurológicas podem estar atreladas a: dificuldade na comunicação, integração e segregação de informações neuronais; modificações no tônus muscular (hipotonia, hipertonia, espasticidade); problemas na transmissão aferente e eferente do impulso nervoso; e comprometimento das junções neuromusculares. Cada um desses aspectos deve ser considerado na abordagem semiológica do fisioterapeuta, para determinar a provável causa das alterações motoras, de modo que as condutas sejam direcionadas adequadamente.

Os distúrbios do sistema nervoso central (SNC) e periférico (SNP) instauram limitações funcionais e de incapacidades, muitas vezes permanentes. A esse respeito, inúmeras pessoas são acometidas por doenças neurológicas de etiologias distintas, as quais provocam significativas alterações funcionais que, naturalmente, afetam a capacidade de realizar atividades diárias e interferem drasticamente na qualidade de vida. Nesse sentido, ações simples, como andar, correr, sentar, vestir uma roupa e ficar em pé, tornam-se um desafio para os portadores de doenças que atingem o sistema nervoso.

Sob essa perspectiva, a fisioterapia tem grande potencial de contribuir para o campo da neurologia. Isso porque as alterações motoras e sensoriais determinadas pelas afecções do sistema nervoso podem ser minimizadas ou restauradas por meio de métodos e técnicas específicas que somente o fisioterapeuta é capaz de implementar.

O fisioterapeuta pode atuar de forma preventiva, curativa, adaptativa ou paliativa nas sequelas provocadas pelos danos ao SNC e SNP, sabendo-se que a elaboração de um programa de reabilitação neurológica envolve quatro etapas: (i) avaliação cinético-funcional; (ii) diagnóstico; (iii) objetivos do tratamento; e (iv) prescrição de condutas. Todavia, a habilidade do fisioterapeuta em executar essas fases depende de um amplo conhecimento da fisiologia do controle motor, da fisiopatologia das doenças que atingem o sistema nervoso e de como elas afetam os mecanismos neurofisiológicos que controlam os movimentos.

Embora seja importante definir o mecanismo que comprometeu o controle do movimento, a instituição de um programa de reabilitação neurológica deve direcionar as condutas para os seguintes objetivos primários:

- prevenir o desenvolvimento de deformidades diante das alterações tônicas musculares e da restrição de movimentos;
- aumentar ou manter a amplitude de movimento funcional;
- normalizar o tônus muscular;
- facilitar o movimento ativo;
- otimizar o desempenho muscular, por exemplo, a aquisição de força, a resistência muscular à fadiga, a flexibilidade, a coordenação, o equilíbrio e o controle postural;
- prevenir a instalação de complicações pulmonares e cardiovasculares;
- estimular a execução de tarefas funcionais, como ficar em pé, andar, sentar, levantar, falar ou se comunicar, alimentar-se, higienizar-se, controlar a micção e a defecação;
- incentivar a realização das atividades diárias e de lazer;
- melhorar a qualidade de vida.

3.2 Acidente vascular encefálico

O AVE é uma síndrome clínica decorrente de alterações do fluxo sanguíneo ao cérebro. Atualmente, é considerada a terceira causa de morte no mundo. Quando não leva a óbito, apresenta alta prevalência de morbidade, com instalação de inúmeras sequelas funcionais, na maioria dos casos, de caráter irreversível.

Em virtude de sua alta incidência e prevalência na população mundial, o AVE é considerado um problema de saúde pública e envolve diversos fatores de risco, como: idade; raça; histórico familiar; tabagismo; etilismos; sedentarismo; obesidade; hipertensão arterial; diabetes; e dislipidemia. Muitos desses fatores de risco são modificáveis, isto é, podem ser evitados. Logo, a forma mais fácil de tratar um AVE é a prevenção. Nessa ótica, o fisioterapeuta tem papel de suma relevância para elaborar estratégias de promoção da saúde e prevenção de agravos, sobretudo quando sua atuação se dá no âmbito da saúde publica e coletiva.

As alterações no fluxo de sangue no cérebro podem ser decorrentes de obstrução das artérias cerebrais (isquemia), do rompimento de algum vaso sanguíneo (hemorragia) ou devido a alterações na viscosidade do sangue (anemia, policitemia, trombocitose). A causa mais comum é a obstrução das artérias por placa de ateroma ou êmbolo, os quais bloqueiam a passagem de sangue para as células distais, causando uma lesão celular isquêmica e irreversível. Os danos provocados aos neurônios da área atingida pelo AVE interferem na capacidade do SNC de processar adequadamente diversas informações sensoriais, motoras e autonômicas.

A Figura 3.1 exemplifica as causas vasculares do AVE.

Figura 3.1 – Tipos de AVE

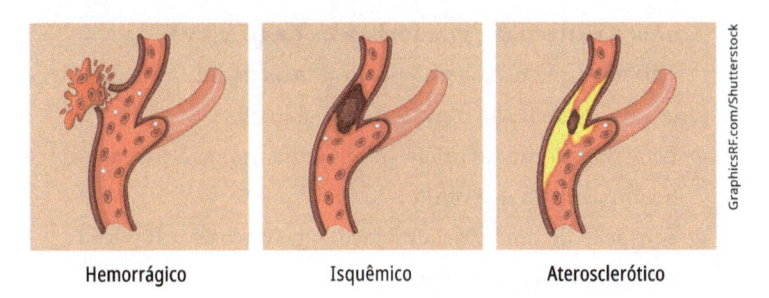

Hemorrágico — Isquêmico — Aterosclerótico

O AVE também pode ser provocado pelo rompimento de algum vaso sanguíneo no espaço subaracnoide ou no parênquima cerebral. Embora seja menos comum do que o isquêmico, o AVE hemorrágico costuma ser mais grave, pois, em geral, atinge uma área muito maior, além do local onde ocorreu a rotura vascular. Esse tipo de AVE está relacionado a malformações arteriovenosas, à presença de aneurismas e a picos hipertensivos.

Apesar de ser difícil distinguir clinicamente o tipo de AVE, há peculiaridades e, por isso, devem ser levados em conta para definir uma suspeita diagnóstica. Normalmente, antes de ocorrer um AVE isquêmico, a pessoa é acometida por um acidente isquêmico transitório (AIT), cuja manifestação neurológica dura menos de 24 horas. Esse é um sinal clássico que pode indicar a presença de uma obstrução vascular cerebral que, naturalmente, precede o AVE isquêmico propriamente dito. Por seu turno, o AVE hemorrágico ocorre subitamente e costuma ser precedido por intensa cefaleia, náusea, vômito, alterações bruscas no nível de consciência e desvio dos olhos e da cabeça para o lado da lesão, quando ocorre no córtex cerebral, ou para o lado contrário, caso aconteça no tronco encefálico.

Importante!

Sinais e sintomas característicos de um AVE

Quando uma pessoa está na iminência de um AVE, alguns sinais e sintomas são manifestados. São eles:

- cefaleia intensa de início súbito e, na maioria das vezes, acompanhada de vômito;
- sensação de dormência na face, nos braços e nas pernas em um dos lados do corpo;
- dificuldade ou incapacidade para se comunicar, compreender e enxergar.

Além dos sintomas que caracterizam um evento vascular cerebral agudo, manifestações mais sutis podem indicar a possibilidade de AVE ou AIT, entre elas: alterações de memória; incapacidade de planejar atividades da vida diária; negligência higiênica; confusão mental; sonolência excessiva; alterações súbitas nos batimentos cardíaco e respiratório; e, eventualmente, convulsões.

Independentemente do tipo de AVE, ocorrem danos severos na morfologia e na função do sistema nervoso. O comprometimento da atividade neuronal gera alterações funcionais importantes no sistema motor. Quando o AVE ocorre no parênquima cerebral, as dificuldades motoras e sensoriais se manifestam no lado contrário ao do hemisfério acometido: se o AVE acometer o hemisfério esquerdo, a hemiplegia ou hemiparesia se manifestam no lado direito do corpo, e vice-versa. Isso acontece em razão do cruzamento das vias neurais no tronco encefálico, em um local denominado *decussação das pirâmides*.

A **hemiplegia** é a incapacidade de executar os movimentos dos músculos de um dos lados do corpo. Pode ser classificada em flácida e espástica. No primeiro caso, ocorre a perda da tonicidade dos músculos; no segundo, observa-se um aumento do tônus muscular, determinando padrões de posicionamento dos membros inferiores e superiores. Nos membros superiores, tem-se a adução do ombro e a flexão de cotovelo, punho e dedos. Já nos membros inferiores, nota-se um padrão constituído por elevação e extensão do quadril, extensão do joelho e flexão plantar. Ambas as hemiplegias impedem a realização de movimentos voluntários.

Por sua vez, a **hemiparesia** é a dificuldade de movimentar os músculos de um dos lados do corpo, ou seja, o paciente consegue planejar e iniciar o movimento, mas não é capaz de completá-lo. A hemiplegia pode se apresentar com hipotonicidade ou espasticidade dos músculos envolvidos.

Nas fases iniciais do AVE, os pacientes manifestam flacidez ou hipotonia muscular, a qual progride gradativamente para uma espasticidade, que pode ser definida como um distúrbio motor caracterizado pelo aumento do tônus muscular, dependente da velocidade e com exacerbação do reflexo miotático. A espasticidade ocorre de forma paulatina em decorrência de AVE, traumatismo craniano, lesão raquimedular e paralisia cerebral. Está diretamente relacionada à redução da capacidade e da autonomia funcional, pois limita a amplitude de movimento articular, provoca dor e aumenta o gasto energético, causando prejuízos na mobilidade global, nas atividades da vida diária, na locomoção, na alimentação e nos cuidados com a higiene. A cronicidade da espasticidade desencadeia contraturas musculares, rigidez e deformidade articular.

Por isso, é consenso na literatura científica que, quanto mais cedo se inicia o processo de reabilitação, menores são as sequelas motoras apresentadas pelo paciente, sobretudo em relação à magnitude da espasticidade. Isso significa que oferecer estímulos adequados nas fases iniciais da disfunção motora proporciona restauração ou adaptação da função de forma mais promissora.

3.3 Doença de Parkinson

A DP é uma doença neurodegenerativa crônica e progressiva caracterizada pela morte precoce de neurônios dopaminérgicos presentes na substância negra e nos núcleos da base. A **substância negra** consiste em uma região do mesencéfalo constituída por neurônios dopaminérgicos e gabaminérgicos que atuam no controle dos movimentos voluntários. Já os núcleos da base regem a iniciação e a integração do movimento. Os neurônios de ambas as regiões se comunicam entre si e com outras regiões do encéfalo a partir da liberação de dopamina (excitação) e do Gaba (sigla inglesa para *gamma-aminobutyric acid*, ou ácido gama-aminobutírico) (inibição).

Na DP, a degeneração dos neurônios dopaminérgicos na substância negra e nos núcleos da base causa um desequilíbrio entre os neurotransmissores dopamina e Gaba, favorecendo os mecanismos inibitórios relacionados ao movimento. Assim, a iniciação, o controle e a integração das respostas motoras são prejudicados, o que acarreta sintomas motores clássicos da doença, como bradicinesia, tremor involuntário, rigidez articular e instabilidade postural.

A Figura 3.2, a seguir, indica o local onde a dopamina é produzida no cérebro. A DP é provocada por alterações nas estruturas apresentadas na imagem.

Figura 3.2 – Área cerebral da produção de dopamina

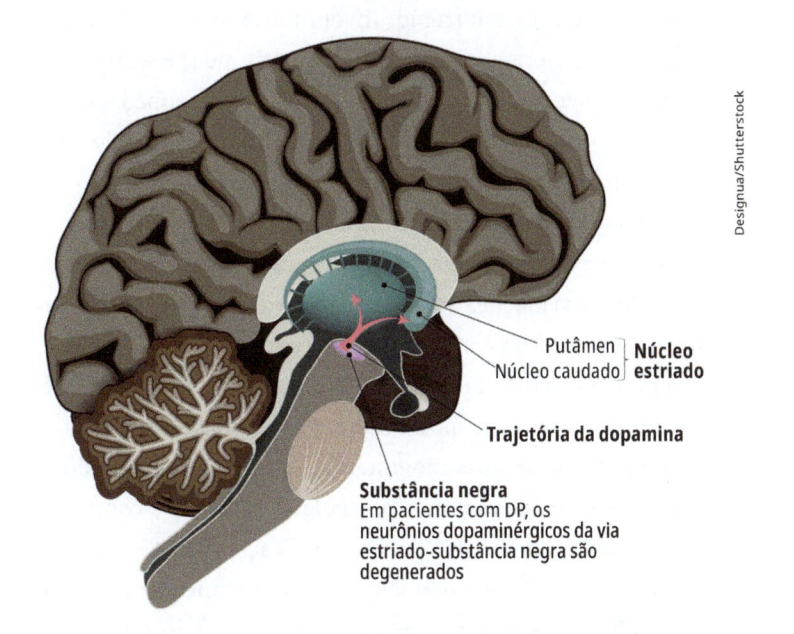

Putâmen
Núcleo caudado
Núcleo estriado

Trajetória da dopamina

Substância negra
Em pacientes com DP, os neurônios dopaminérgicos da via estriado-substância negra são degenerados

Designua/Shutterstock

A **bradicinesia** corresponde à lentidão na execução dos movimentos decorrente da dificuldade na integração de informações neurais que contribuem para a elaboração das estratégias motoras e dos aspectos táticos do movimento. Quando o fisioterapeuta solicita determinado movimento aos pacientes portadores de DP, observa uma lentidão para o início e a execução eficaz de tal ação. Isso se explica pelo retardo no processamento dos estímulos externos, causando alterações nos mecanismos de planejamento do movimento, o que, consequentemente, compromete a execução motora adequada pelo sistema musculoesquelético.

Os neurônios dos núcleos da base e da substância negra projetam suas conexões em uma via de "mão dupla" tanto para o córtex motor quanto para o cerebelo. As alterações sinápticas excitatórias e inibitórias desequilibradas nessas projeções neuronais integradas geram tremor involuntário. Isso significa que as informações eferentes que deveriam ser filtradas e segregadas nos circuitos neurais dessa região tornam-se estereotipadas e são enviadas continuamente para os motoneurônios, gerando contrações musculares de baixa intensidade e alta frequência – as quais caracterizam o tremor involuntário.

A rigidez articular resulta de fatores mecânicos e neurofisiológicos. As informações sensoriais mecanoceptivas e proprioceptivas oriundas da articulação são enviadas ao SNC, mas a degeneração de neurônios nos centros de controle do movimento altera o modo como a resposta motora é reenviada ao aparelho locomotor. Além disso, a movimentação prejudicada devido à bradicinesia favorece o desuso muscular e articular e contribui mecanicamente para a redução da lubrificação articular. A rigidez articular associada à bradicinesia e ao tremor involuntário acarreta alterações importantes na capacidade de coordenar os movimentos. As modificações na coordenação dificultam a deambulação e a realização de inúmeras atividades da vida diária, afetando drasticamente a qualidade de vida da pessoa.

A instabilidade postural e os problemas na marcha são outras alterações funcionais clássicas provocadas pela DP. Convém lembrar, nesse ponto, que, para o controle da postura, o sistema nervoso utiliza as informações sensoriais integralizadas no tálamo, no córtex motor, no tronco encefálico, nos núcleos da base e no cerebelo. O processamento de informações sensoriais é decisivo para a elaboração de comandos motores capazes de recuperar o equilíbrio e orientar o corpo no ambiente. Portanto, o controle postural depende de uma complexa interação entre os sistemas neural e o musculoesquelético, os quais, na DP, encontram-se completamente afetados.

A instabilidade postural e a dificuldade de promover ajustes de equilíbrio elevam o risco de quedas nos pacientes parkinsonianos. Esse risco afeta ainda mais a funcionalidade, pois o medo de cair favorece o aumento da tensão muscular e acentua a rigidez em diversas articulações. Com isso, a flexibilidade articular e musculotendínea é comprometida e, com efeito, gera uma desvantagem biomecânica tanto para o controle postural quanto para a deambulação.

Apesar de estarmos abordando as principais alterações motoras relacionadas à DP, temos de citar outros problemas motores comuns, como dificuldade na fala, na deglutição e na motilidade gastrointestinal (GI).

Fique atento!

O corpo estriado é uma importante região subcortical que processa atividades motoras. Faz parte do circuito extrapiramidal e, portanto, é um dos sistemas que regulam os movimentos não voluntários. O núcleo estriado é subdividido em dois: o caudado e o lenticular. O primeiro é constituído por neurônios que coordenam o movimento por meio de processos de aprendizado. Já o núcleo lenticular é formado por duas estruturas neuronais diferentes: (i) o putâmen, que regula o movimento operacionalizado por fatores emocionais; e (ii) o globo pálido, o qual controla os movimentos inconscientes do organismo.

As estruturas do núcleo estriado fazem conexões importantes com o córtex cerebral e os núcleos talâmicos. Na DP, os neurônios desse núcleo sofrem degeneração e contribuem para a deterioração da função motora intencional e não intencional.

Além dos prejuízos motores, os portadores de DP apresentam uma ampla diversidade de sintomas não motores, entre eles:

- alterações emocionais (apatia);
- distúrbios do sono (presença frequente de pesadelos e sonolência diurna);
- depressão e ansiedade;
- perda de olfato, paladar e audição;
- dor musculoesquelética e fadiga global;
- distúrbios de humor;
- sudorese excessiva;
- anedonia (incapacidade de experimentar sensações de prazer);
- constipação;
- hipotensão ortostática;
- distúrbios visuais;
- alterações cognitivas e desenvolvimento de demência;
- distúrbios de controle urinário e fecal;
- disfunção erétil;
- sintomas neuropsiquiátricos, como psicose e alucinações.

As manifestações não motoras normalmente antecedem os sintomas motores clássicos e podem ser percebidas antes mesmo de a doença ser diagnosticada. A presença delas pode sugerir o inicio da doença. Portanto, uma investigação clínica baseada em resultados de exames de imagem pode contribuir para o diagnóstico precoce e a antecipação da terapia farmacológica. O intuito é evitar a progressão da doença, que invariavelmente provoca distúrbios motores. A instalação das alterações motoras suplanta as manifestações não motoras, por atingir diretamente a funcionalidade do indivíduo e acarretar inúmeras incapacidades físicas.

O processo de reabilitação dos pacientes portadores de DP visa manter o desempenho musculoesquelético mediante métodos e técnicas que atuam na melhora da amplitude do movimento, assim como do alinhamento e do controle postural. Ainda, é essencial propiciar ao paciente o treinamento da marcha e das reações de equilíbrio. Movimentos funcionais também devem ser enfatizados, a fim de favorecer a independência do paciente na realização de atividades diárias com segurança. Naturalmente, quanto mais cedo a intervenção fisioterapêutica começar, maiores serão as chances de manter a funcionalidade do paciente.

3.4 Paralisia cerebral

A PC é uma disfunção neurológica que ocorre durante o processo de maturação do cérebro, podendo ocorrer no período pré-natal, perinatal ou pós-natal. Caracteriza-se por alterações neurológicas permanentes que comprometem o desenvolvimento adequado do cérebro, causando distúrbios motores, alterações sensoriais e problemas na cognição e na comunicação. A PC se manifesta de forma heterogênea. Seus sinais clínicos e a severidade dos comprometimentos estão intimamente vinculados à magnitude do dano cerebral. A criança com diagnóstico de PC apresenta um padrão de desenvolvimento motor atípico, isto é, as habilidades e os padrões de movimento se manifestam lenta e tardiamente por conta da lesão cerebral.

Na literatura científica, é consenso que a principal causa da PC é a redução da oxigenação do cérebro (hipóxia cerebral), o que pode ocorrer por motivos variados. Tal condição pode ser provocada ainda na vida intrauterina devido a alterações na circulação placentária, a problemas sanguíneos maternos (como redução da pressão parcial de oxigênio ou diminuição na concentração de hemoglobina), à má-formação do cordão umbilical ou a tumores uterinos. Durante o parto, podem surgir problemas que comprometem a oxigenação cerebral e levam a danos irreversíveis, a exemplo de prematuridade, parto instrumental, anomalias de posição, maior duração do trabalho de parto, enrolamento de cordão umbilical e parto traumático. No pós-natal, a anoxia anêmica tem sido postulada como a principal causa de PC e pode ser decorrente de inúmeros fatores, como a incapacidade de o neonato produzir hemoglobina suficiente.

Independentemente do fator que precipitou a hipóxia cerebral, os danos ao sistema nervoso geram múltiplos comprometimentos, sobretudo ao sistema motor. O diagnóstico de PC é realizado na primeira infância e normalmente é conferido antes dos 18 meses, pois ao longo desse período os sinais e sintomas distônicos transitórios passam a ser permanentes. Na maioria dos casos, as crianças manifestam alterações de movimento e de postura dissonantes em relação ao desenvolvimento motor normal.

Entre os primeiros sinais de paralisia cerebral, estão as alterações de tônus muscular, que podem ser do tipo hipotônico, espástico, discinético ou atáxico. Além das alterações tônicas, as crianças com PC apresentam padrões de movimentos estereotipados não condizentes com o desenvolvimento motor típico da idade. Esses sinais, observados pelos pais e avaliados adequadamente pelo médico, favorecem o diagnóstico precoce e, obviamente, facilitam a inserção da criança em programas de reabilitação. A fisioterapia deve ser aplicada ainda nas fases inicias da doença porque, assim, o profissional pode usar a capacidade neuroplástica do cérebro em formação para obter melhores resultados em relação à aquisição de controle motor. Estudos recentes revelaram que as sequelas motoras graves podem ser evitadas quando a criança com PC é submetida à fisioterapia já nos primeiros meses de vida (Hoare et al., 2019; Patel et al., 2020).

Os portadores de PC podem ser classificados de várias formas, levando-se em consideração a apresentação clínica, o momento da lesão e a distribuição topográfica. De acordo com a apresentação clínica predominante, a PC pode ser dos seguintes tipos:

- **Espástica**: caracteriza-se pelo aumento do tônus muscular, com exacerbação dos reflexos miotáticos, presença de clônus e positividade do reflexo cutâneo plantar (reflexo de Babinski). A presença da espasticidade em portadores de PC indica uma lesão no sistema piramidal, muitas vezes ocasionada pelo nascimento pré-termo. É considerada a forma mais frequente de apresentação clínica da doença.
- **Discinética**: caracteriza-se por movimentos atípicos, sobretudo no início de alguma ação voluntária. Nesse tipo de PC, há variabilidade do tônus desencadeado pelo movimento (distonia). Além disso, ocorrem movimentos coreicos, os quais consistem em flutuações contínuas das contrações musculares, sendo imprevisíveis e irregulares, executados em um padrão aleatório. Diferentemente da PC espástica, a discinética é ocasionada por lesão no sistema extrapiramidal, especialmente no corpo estriado, no globo pálido, na substância negra e no núcleo subtalâmico.
- **Atáxica**: configura-se por alterações na coordenação dos movimentos. Normalmente, os portadores desse tipo de PC aumentam a base de sustentação do corpo durante a marcha. Verificam-se, ainda, hipotonia, tremor intencional, alterações nos mecanismos de controle postural e disartria (distúrbio na articulação da fala). Esse tipo de PC resulta de lesão nas vias de integração neuronal entre o córtex motor e o cerebelo.

Quanto à **distribuição topográfica**, a PC pode ser classificada em **monoplegia** (apenas um dos membros inferiores ou superiores acometido), **diplegia** (atinge os membros inferiores, com pouco ou nenhum comprometimento dos membros superiores), **triplegia** (afeta os membros superiores e um dos membros inferiores), **quadriplegia** (atinge tanto os membros inferiores quanto os superiores) ou **hemiplegia** (acomete o membro superior e inferior do mesmo lado).

A distribuição topográfica da paralisia cerebral pode ser visualizada na Figura 3.3.

Figura 3.3 – Distribuição topográfica da paralisia cerebral

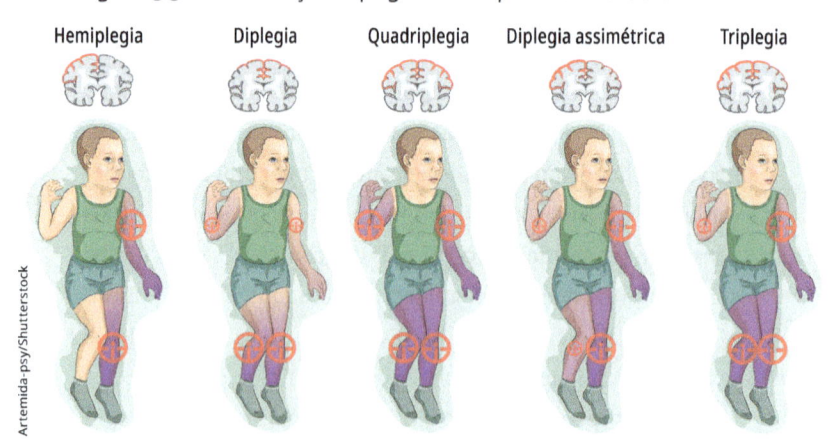

O fisioterapeuta deve avaliar o quadro de apresentação clínica e a distribuição topográfica, pois o tratamento deve ser direcionado para a obtenção de ganhos funcionais. Diante da ampla variabilidade no quadro clínico dos pacientes portadores de paralisia cerebral, é difícil estabelecer um prognóstico. Portanto, a evolução do paciente deve ser analisada periodicamente mediante avaliações específicas e recursos validados internacionalmente.

Nos centros de reabilitação neuropediátrica, recorre-se a métodos de avaliação cujo registro é documentado, para quantificar a evolução funcional dos pacientes. Nesse sentido, a GMFM-66 (do inglês *gross motor function measure*) é uma ferramenta comumente utilizada para avaliar a função motora grossa das crianças com PC. Na avaliação do desempenho para a realização de atividades da vida diária, pode ser empregado o método Pedi (do inglês *Pediatric Evaluation of Disability Inventory*, ou Inventário de Avaliação Pediátrica de Incapacidade). Já a função cognitiva é frequentemente avaliada por meio da aplicação do Miniexame do Estado Mental (MEM), o qual é indicado somente para portadores de PC com 5 anos ou mais.

Embora o tratamento fisioterapêutico seja primordial para portadores de PC, frisamos que o processo de reabilitação é realizado por uma equipe multiprofissional constituída por médico, nutricionista, terapeuta ocupacional, assistente social, fonoaudiólogo e psicopedagogo. O papel de cada um desses profissionais é decisivo para a restauração da funcionalidade, uma vez que inúmeros aspectos funcionais estão comprometidos. Portanto, a comunicação interprofissional deve ser continuamente mantida para atingir os objetivos pretendidos, a fim de melhorar a qualidade de vida tanto do paciente quanto de seus cuidadores.

3.5 Traumatismo raquimedular

O TRM é um problema grave e incapacitante que frequentemente acarreta sequelas irreversíveis. Além dos comprometimentos físicos, o processo de incapacitação envolve alterações de ordem psicossocial e econômica, as quais interferem significativamente na qualidade de vida dos indivíduos acometidos. Essa lesão se refere a uma injúria aos tratos neurais encarregados da transmissão das informações sensório-motoras aos órgãos e sistemas do corpo.

O dano às estruturas do canal medular pode levar a alterações motoras, sensitivas, autonômicas e psicoafetivas que normalmente se manifestam fisicamente por paralisia ou paresia dos membros, alterações nos reflexos superficiais e profundos, bem como no tônus muscular, na sensibilidade e no controle esfincteriano. O indivíduo acometido ainda pode apresentar disfunção sexual, alterações autonômicas como vasoplegia e disfunção nos mecanismos de termorregulação, particularmente no controle da sudorese.

As consequências da lesão medular são variáveis e dependem de diversos fatores, como: o local da lesão (cervical, torácica, lombar, cauda equina), a magnitude do dano (lesão completa ou incompleta) e o grau de comprometimento funcional – por exemplo, paresia ou plegia, hipo ou hiperestesia, disfunção esfincteriana, hipotrofia/atrofia muscular, espasticidade, alterações nos reflexos, dor neuropática e lesões ulcerativas.

Imediatamente após o trauma medular, ocorre uma lesão primária, a qual se caracteriza pelo rompimento dos axônios, pela lesão dos corpos celulares dos neurônios e pela rotura dos vasos sanguíneos. Trata-se do estágio agudo do trauma raquimedular. Nesse estágio, é comum o desenvolvimento de hemorragia, necrose da substância cinzenta e formação do edema inflamatório. A partir disso, uma série de mecanismos patológicos é acionada, culminando na interrupção da transmissão dos impulsos nervosos. Quando a lesão não é completa, a interrupção total da comunicação neuronal nos tratos medulares ocorre somente durante o estágio agudo, no qual a hemorragia e o edema inflamatório comprimem mecanicamente as estruturas íntegras da medula. Entretanto, à medida que o processo inflamatório agudo se reduz, as vias neurais que não foram comprometidas voltam gradativamente a funcionar. Nesse momento, torna-se possível avaliar o grau de deficiência motora e sensorial instituído pela lesão.

Como consequência da lesão medular aguda, tem-se um estado de completa arreflexia, em que o paciente demonstra ausência total de sensibilidade de movimentos e do reflexo bulbocavernoso, que em condições normais está presente. Essa situação é temporária e é conhecida como *choque medular*. É possível reconhecer o término do choque medular ao observar o retorno desse reflexo.

Importante!

O reflexo bulbocavernoso é verificado na avaliação da contração do esfíncter anal após a compressão do clitóris ou da glande do pênis. É útil para determinar a integridade dos segmentos da medula espinhal ao nível sacral de S2 a S4. Em condições normais, esse reflexo é positivo, ou seja, ocorre a contração do esfíncter anal após a compressão da glande peniana ou do clitóris. Isso significa que as informações aferentes estão sendo integradas na medula para, em seguida, ocorrer instantaneamente uma resposta eferente. A ausência desse reflexo é um dos indicativos de choque medular, sobretudo após as lesões traumáticas.

O TRM, embora provoque reações patológicas comuns a qualquer tipo de lesão, manifesta algumas complicações que podem, até mesmo, colocar em risco a vida do paciente. Concomitantemente ao choque medular, pode ocorrer o **choque neurogênico**, especialmente em lesões dos nervos eferentes do sistema nervoso simpático (SNS). A lesão de nervos simpáticos induz a vasodilatação sistêmica e redução severa do tônus miocárdico, impedindo o coração de funcionar adequadamente. Como consequência, desenvolve-se bradicardia associada a uma intensa diminuição da pressão arterial.

O choque neurogênico normalmente decorre de lesões medulares em nível torácico. Caso não se proceda ao tratamento adequado rapidamente, danos cerebrais por falta de perfusão sanguínea podem surgir, por conta dos quais o paciente pode até mesmo entrar em óbito. Portanto, o choque neurogênico é uma situação de urgência.

Outra complicação importante do TRM é a trombose venosa profunda (TVP). A perda do tônus muscular e vascular durante o choque medular pode provocar estase venosa principalmente nos membros inferiores, favorecendo a formação de coágulos no interior das veias profundas. Estudos indicam que aproximadamente 80% dos pacientes que sofrem TRM completa desenvolvem TVP nos primeiros dias após a lesão (Boon et al., 2012; Campos et al., 2017). O principal agravamento da TVP é o deslocamento do trombo para a circulação pulmonar, situação conhecida como *embolia pulmonar* (EP). Tal complicação pode ser evitada por meio de medidas profiláticas, como prescrição de anticoagulantes e realização de exercícios de amplitude de movimento pelo fisioterapeuta. O objetivo é manter o sangue circulando e evitar a estase venosa. Logo, o papel do fisioterapeuta é primordial para prevenir o desenvolvimento da TVP.

A disreflexia autonômica (DA) é uma complicação da TRM que se principia logo após a lesão e que possivelmente se tornará permanente, especialmente em lesões medulares acima do nível T6. Essa condição é caracterizada por alterações vasomotoras desencadeadas principalmente pela dor. Os sintomas podem ser diversos, mas, em geral, o paciente manifesta crise hipertensiva, sudorese excessiva, hiperemia facial, congestão nasal e intensa cefaleia. Para evitar o acionamento da crise autonômica, deve-se controlar a dor do paciente, a qual muitas vezes está relacionada à imobilidade segmentar. Portanto, recursos analgésicos farmacológicos e não farmacológicos podem ser indicados e devem ser associados a exercícios de mobilidade funcional.

Ao longo da reabilitação de pacientes com TRM, é mandatório levar em conta as **alterações psicológicas**. Na fase aguda da lesão, por exemplo, o paciente pode experimentar diversas emoções, como não aceitação da condição, medo, raiva, frustração, desespero, falta de esperança e vontade de morrer. É muito difícil para a pessoa aceitar o que está acontecendo, já que até o momento da lesão tudo estava funcionando normalmente; e agora, como consequência do trauma, ela não pode mais andar, correr, controlar a micção e a defecação, e sua vida sexual foi afetada. Esse processo de entendimento do novo quadro pode se estender por meses e até anos, interferindo na imersão do paciente em sua reabilitação. Dessa forma, o suporte de um psicólogo é de extrema importância para o manejo de tais alterações. Reforçamos que o trabalho com pacientes que apresentam TRM depende da atuação de inúmeros profissionais, e é importante que todos reconheçam a magnitude da lesão. Para isso, os graus de deficiência física, psicológica e sistêmica devem ser avaliados.

Para classificar o indivíduo com TRM, é possível considerar a proposta da American Spinal Injury Association (Asia), que atualmente se destaca na literatura como ferramenta de relevo entre os principais parâmetros aos quais o fisioterapeuta pode recorrer. A Asia classifica o comprometimento da medula espinhal em: **lesão completa**, na qual nenhum impulso nervoso aferente ou eferente é enviado às regiões inervadas abaixo do local da lesão, devido ao total comprometimento das estruturas internas da medula espinhal; e **lesão incompleta**, em que algumas fibras nervosas são mantidas e, assim, uma porção dos impulsos nervosos sensoriais e/ou motores é transmitida (Asia, 2011).

Conforme a Asia (2011), a **tetraplegia** se refere à redução ou à perda da função motora e/ou sensorial no segmento cervical da medula espinhal, o que resulta na diminuição das funções do tronco e dos membros superiores e inferiores. Já a **paraplegia** é a diminuição ou a ausência da função motora e/ou sensorial nos segmentos torácico e lombar da medula espinhal abaixo da lesão, atingindo a mobilidade e a percepção sensorial dos membros inferiores. Todavia, alguns estudos com lesados medulares apontam para alterações no nível central, como a hipotrofia do córtex motor primário, a redução de fluxo sanguíneo cerebral e o aumento da área de representação cortical dos membros superiores e inferiores. Isso indica que, após a lesão medular, ocorre um processo de plasticidade, o qual, se estimulado precocemente, pode minimizar as limitações funcionais e incapacidades (Asia, 2011).

No Quadro 3.1, a seguir, exibimos a escala de deficiência da Asia.

Quadro 3.1 – Escala de deficiência da Asia

ESCALA DE DEFICIÊNCIA DA ASIA	
A: Lesão completa	Não existe função motora ou sensitiva abaixo dos segmentos sacrais S4-S5.
B: Lesão incompleta	Preservação da sensibilidade e perda de força motora abaixo do nível neurológico, estendendo-se até os segmentos sacrais S4-S5.
C: Lesão incompleta	Função motora preservada abaixo do nível neurológico em que a maioria dos músculos abaixo do segmento medular acometido têm grau de força menor do que 3.

(continua)

(Quadro 3.1 – conclusão)

ESCALA DE DEFICIÊNCIA DA ASIA	
D: Lesão incompleta	Função motora preservada abaixo do nível neurológico em que a maioria dos músculos abaixo do segmento medular acometido têm grau de força maior ou igual a 3.
E: Normal	Sensibilidade e função motora preservadas.

Fonte: Elaborado com base em ASIA, 2011.

A TRM, independentemente da causa subjacente, enseja alterações no controle motor que levam a limitações físicas e a graus variados de incapacidade. Sob essa ótica, a atuação do fisioterapeuta é indispensável para o desenvolvimento de novas habilidades com o intuito de manter a independência do paciente. A escolha das condutas deve ser embasada no grau de comprometimento funcional, e as respostas ao tratamento devem ser periodicamente avaliadas. A participação ativa do paciente nos programas de reabilitação é primordial para o sucesso do tratamento.

3.6 Esclerose múltipla

A EM é uma doença caracterizada pela degeneração da bainha de mielina que reveste os neurônios e provoca dificuldade na transmissão dos impulsos nervosos. A doença pode atingir qualquer parte do SNC, como córtex motor, cerebelo, tronco encefálico e medula espinhal, e atinge especificamente a substância branca, destruindo as células produtoras de mielina: os oligodendrócitos.

Em geral, ela acomete indivíduos entre 18 e 55 anos de idade, e no Brasil tem taxa de prevalência de aproximadamente 15 casos por 100 mil habitantes. Atinge predominantemente as mulheres, graças à influência que os hormônios femininos exercem sobre o sistema nervoso e imunológico. A EM é considerada a desordem desmielinizante mais comum que afeta o SNC.

O desenvolvimento dessa doença ocorre a partir da conjunção da predisposição genética com fatores ambientais que, de alguma forma, geram uma disfunção do sistema imunológico. Assim, as células de defesa passam a reagir contra os oligodendrócitos e a mielina produzida por eles. Diante disso, vários processos patológicos são desencadeados para, finalmente, degenerar as bainhas de mielina. Esse evento parece ter início com o rompimento da barreira hematoencefálica, seguida da instalação de um processo inflamatório multifocal a partir da gliose reativa. O rompimento dessa barreira permite a infiltração de vários tipos de células do sistema imunológico, como linfócitos T, plasmócitos e macrófagos.

A atividade autoimune desenfreada dessas células no sistema nervoso induz a proliferação de astrócitos. A proliferação astrocítica e leucocitária causa reações autorreativas contra os oligodendrócitos e a bainha de mielina, a qual é gradativamente destruída. Ainda não se tem certeza sobre os motivos pelos quais as células de defesa passam a reagir contra a mielina. No entanto, sabe-se que os linfócitos T, de alguma forma, passam a reconhecer a mielina como algo impróprio ao corpo e, com efeito, apresentam o antígeno mielínico para os macrófagos, astrócitos e plasmócitos. Tal situação faz os plasmócitos liberarem anticorpos IgG, que se fixam à membrana plasmática dos oligodendrócitos e à mielina, indicando para os macrófagos e astrócitos que estes são elementos impróprios e que precisam ser fagocitados. Daí em diante, a atividade macrofágica e astrocítica começa a degenerar a bainha de mielina e "matar" as células que a produzem, dificultando a remielinização. Esse processo se torna cíclico, pois a atividade dos macrófagos e astrócitos libera várias substâncias com efeito quimiotático que além de atraírem mais linfócitos, potencializam a atividade do sistema fagocítico, ampliando o processo inflamatório e destrutivo da mielina (Figura 3.4).

Figura 3.4 – Comparação entre a bainha de mielina de neurônios saudáveis e de neurônios atingidos pela EM

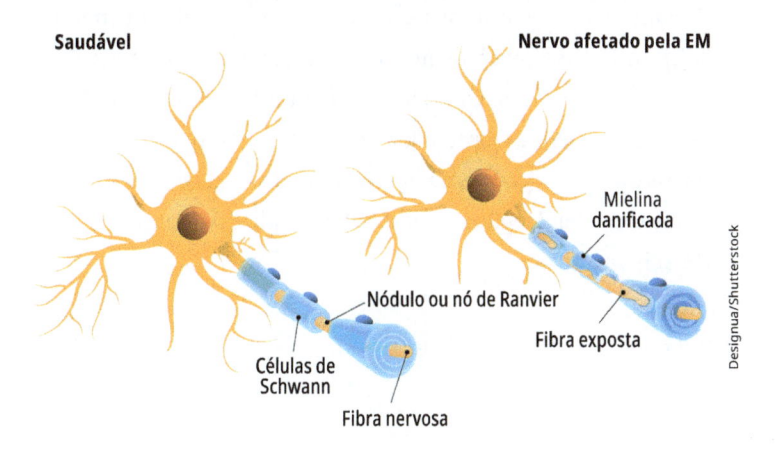

Esse processo de autorreação contra a mielina pode durar vários anos, até que o indivíduo comece a apresentar as manifestações clínicas e funcionais da EM. Isso porque durante as reações patológicas, o SNC tenta se adaptar e recuperar as lesões mielínicas. No entanto, há um desequilíbrio entre a capacidade de recuperação e a progressão dos danos, os quais, com o passar do tempo, vão se ampliando a ponto de determinarem o surgimento das manifestações clínicas características da doença.

Preste atenção!

A bainha de mielina (Figura 3.5) é uma importante estrutura do sistema nervoso, pois tem a função de envolver os axônios dos neurônios, promovendo um isolamento elétrico fundamental para a transmissão dos impulsos elétricos. É basicamente constituída por uma membrana lipídica rica em glicoproteínas, fosfolipídeos e colesterol. Ela se dispõe de forma intervalada ao longo do axônio, o que propicia pequenas exposições da membrana axonal conhecidas como *nódulo de Ranvier*, e os estímulos elétricos são transmitidos de modo saltitante. Esse mecanismo facilita a propagação rápida do potencial de ação e, com efeito, a comunicação neuronal. A bainha de mielina é produzida por duas células que atuam em locais distintos no sistema nervoso. No SNC, ela é sintetizada pelos oligodendrócitos, e no SNP, é produzida pelas células de Schwann.

Figura 3.5 – Bainha de mielina

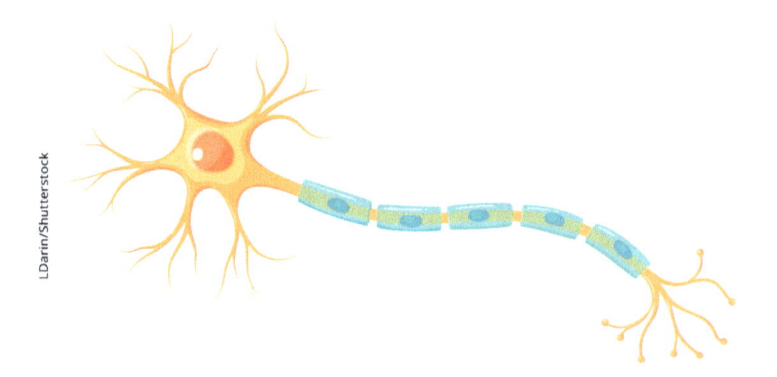

Pelo caráter crônico e progressivo da EM, na maioria dos pacientes, a doença começa a se manifestar por surtos e remissões, e os sintomas podem ser bastante variados. As manifestações clínicas mais frequentes observadas no início dessa condição são: paresia ou parestesia dos membros; distúrbios da coordenação e do equilíbrio; neurite óptica; mielites; disfunções do esfíncter vesical; e alterações cognitivas e comportamentais. Quando o paciente é avaliado e diagnosticado precocemente, é possível obter um melhor resultado terapêutico e prognóstico.

A evolução da EM ocorre muitas vezes pela negligência diagnóstica e pelo subjugamento dos sintomas. A partir de então, o paciente começa a apresentar distúrbios motores mais evidentes, como: perda gradativa da capacidade de caminhar; alterações na mobilidade dos membros decorrente de fraqueza muscular; desenvolvimento de graus variados de espasticidade; tremor; alterações no controle do movimento; e sensação de fadiga global. Ainda, é comum o aparecimento de alterações urinárias, como dissinergia da bexiga, hiper-reflexia vesical e infecções urinárias recorrentes. Problemas no controle intestinal, incontinência fecal, sintomas visuais, vertigens, disfagia e disartria são frequentes nos casos severos de EM.

Apesar da ampla variedade de sintomas clínicos, é consenso que os problemas referentes à funcionalidade motora são os que mais afetam a qualidade de vida dos portadores dessa doença. As alterações funcionais estão diretamente vinculadas à cronologia diagnóstica e, obviamente, à severidade da lesão mielínica no SNC. Por essa razão, o fisioterapeuta deve avaliar as capacidades físicas do paciente, a fim de que as condutas propostas sejam mais bem direcionadas. Para tanto, existem diversas escalas que podem ser utilizadas para a avaliação das limitações funcionais apresentadas pelos pacientes com EM, entre as quais se destacam a medida de independência funcional (MIF), o Índice de Barthel (IB), a escala Katz e a escala de severidade da fadiga (FSS, sigla inglesa para *Fatigue Severity Scale*).

A escala MIF permite quantificar a capacidade de uma pessoa realizar tarefas motoras e atividades diárias. O IB mensura vários parâmetros, como a independência funcional para os cuidados pessoais, a mobilidade, a capacidade de locomoção e o controle vesical e fecal. O resultado da aplicação dessas escalas dá subsídios para o fisioterapeuta estabelecer um panorama relacionado às capacidades funcionais do paciente e, com isso, elaborar um plano terapêutico constituído de condutas voltadas à prevenção de disfunções cinético-funcionais e ao reestabelecimento da mobilidade. Portanto, a reabilitação dos pacientes com EM deve ser direcionada para otimizar a função motora, prevenir complicações desnecessárias e habilitar os pacientes para a realização de atividades comuns de modo mais independente.

3.7 Esclerose lateral amiotrófica

A ELA é uma doença neurodegenerativa que atinge os neurônios motores centrais e periféricos. Sua incidência é variável, porém, estudos indicam de 0,8 a 2 casos para cada 100 mil pessoas (Dobson; Giovannoni, 2019). A idade é o principal fator ligado ao desenvolvimento dessa doença, cuja causa permanece indefinida. A maioria dos portadores de ELA começa a apresentar os sintomas entre 55 e 75 anos de idade. A doença é considerada severa, sendo a sobrevida estimada de 3 a 5 anos após o inicio dos primeiros sintomas. Normalmente, seus portadores morrem por insuficiência respiratória devido à perda da capacidade contrátil dos músculos respiratórios, apesar de ser possível aumentar essa expectativa com a instituição de ventilação mecânica invasiva (VMI).

A ELA é uma doença progressiva com degeneração dos neurônios motores superiores situados no córtex pré-frontal, dos neurônios motores do tronco encefálico e da região anterior da medula espinhal. Fisiologicamente, os neurônios motores superiores regulam a atividade do segundo neurônio, o qual, por sua vez, transmite a informação motora para os músculos. A degeneração do 1º e do 2º neurônios motores, portanto, provoca a gradativa perda da função contrátil da maioria dos músculos voluntários do corpo, acarretando sérios danos funcionais ao paciente.

Os mecanismos fisiopatológicos, embora não sejam cientificamente esclarecidos, parecem estar relacionados a um excitatório tóxico mediado por um neurotransmissor conhecido como glutamato. Ele age como um mensageiro sináptico que contribui para a abertura dos canais de cálcio nas membranas pós-sinápticas, favorecendo a propagação do potencial de ação e ativando a exocitose das vesículas sinápticas que contêm outros neurotransmissores. Entretanto, o excesso de glutamato na fenda sináptica induz o influxo acentuado de cálcio para o citoplasma do neurônio. O excesso de cálcio ativa diretamente um grupo de enzimas conhecidas como *caspases*, as quais, quando ativadas, destituem o citoesqueleto da célula, levando à formação de bolhas apoptóticas. A morte de neurônios por apoptose tem sido a teoria mais aceita para explicar o desenvolvimento da ELA, pois em exames *post-mortem* evidenciaram-se a condensação da cromatina e a presença corpos apoptóticos de neurônios, indicando possivelmente que este seja o mecanismo subjacente da doença.

Todavia, supõe-se que mutações genéticas do cromossomo 21 elucidem a geração de radicais livres que causariam uma neurotoxicidade. A presença desses radicais no interior dos neurônios causaria a destruição das mitocôndrias e provocaria o surgimento de dois mecanismos deletérios para a célula. Em primeiro lugar, pelo fato de o neurônio ser incapaz de produzir adenosina trifosfato (ATP, do inglês *adenosine triphosphate*) em quantidades suficientes para sua demanda. E em segundo lugar, porque a destruição das mitocôndrias permite o extravasamento do citocromo C para o citoplasma. A presença desse citocromo no axoplasma também ativa as caspases, ocasionando a morte celular programada do neurônio. Perceba que ambas as teorias, que visam explicar a destruição dos neurônios, apontam para a morte celular por apoptose. Talvez as duas condições associadas (excitotoxicidade por glutamato/cálcio e neurotoxicidade por radicais livres) estejam relacionadas ao desenvolvimento da ELA.

Independentemente de qual seja o mecanismo da destruição dos neurônios motores, o portador de ELA manifesta uma série de sinais e sintomas que, além de caracterizaram a doença, contribuem para a deterioração funcional do organismo. As manifestações clínicas dessa condição são exibidas conforme o grau de acometimento dos neurônios motores superiores e inferiores. A destruição dos neurônios superiores provoca o aparecimento de sintomas como labilidade emocional (choro e risos incontroláveis), disartria espástica, disfagia oral, hiper-reflexia tendinosa e de músculos faciais, espasticidade, positividade do reflexo de Babinski e redução da agilidade. Já o acometimento dos neurônios inferiores está relacionado a sintomas como atrofia e fasciculações da língua, assim como fraqueza e atrofia muscular e câimbras frequentes.

Contudo, além das manifestações motoras características, os pacientes portadores de ELA podem apresentar uma ampla variedade de achados clínicos, como: alterações psicológicas (depressão principalmente); distúrbios do sono; constipação; sialorreia; alterações sensoriais; produção de secreções brônquicas espessas; hipoventilação pulmonar; e dor musculoesquelética crônica.

Diante de todas essas manifestações, a fisioterapia tem um papel imprescindível, sobretudo na otimização das funções motoras. O objetivo da prática fisioterápica, nesse contexto, é maximizar ou manter a mobilidade e prevenir o desenvolvimento de contraturas e de deformidades articulares, a exacerbação de dores musculoesqueléticas, bem como a ocorrência de encurtamentos musculares, úlceras de pressão e quedas. A tendência à hipomobilidade é uma característica da ELA. Ainda, há inúmeras consequências secundárias, como constipação intestinal, edema de membros inferiores, risco de TVP, hipoventilação e desenvolvimento de microatelectasias.

Apesar de a otimização da mobilidade ser o ponto-chave da reabilitação de pacientes portadores de ELA, o profissional da fisioterapia tem de ficar atento para não exceder determinados limites. Tem de reconhecer que se trata de uma doença na qual a transmissão dos impulsos nervosos motores está comprometida, e isso favorece o desenvolvimento precoce da fadiga de origem central. Dessa forma, a prescrição de exercícios deve considerar a conservação de energia. Isso significa que é necessário evitar exercícios resistidos, mas é possível incentivar a movimentação ativa na amplitude de movimento vigente. A instituição de intervalos mais prolongados entre os exercícios é indicada, pois propicia a recuperação metabólica muscular. Nesse sentido, uma estratégia interessante é prescrever exercícios variando o foco; por exemplo, primeiro, um exercício ativo de extensão de joelho, e, depois, um exercício ativo de flexão de cotovelo, para dar tempo de o músculo já exercitado se recuperar.

As orientações quanto ao posicionamento e à mudança frequente de decúbito devem ser preconizadas em todas as fases da doença. Muitas vezes, faz-se necessário determinar o uso de órteses para a correção e a manutenção da postura. As órteses também podem ser indicadas com o objetivo de oferecer apoio para a deambulação e facilitar a realização de alguns movimentos. Com a evolução da ELA, os pacientes se tornam incapazes de caminhar. Nesses casos, é preciso prescrever a utilização de cadeira de rodas. Inicialmente, ainda com a preservação da mobilidade dos membros superiores, é válido incentivar a independência no deslocamento com a cadeira de rodas. No entanto, à medida que a doença progride, o paciente tem a necessidade de utilizar cadeira de rodas motorizada, cujos controles manuais e digitais permitem o deslocamento independente.

Outro aspecto a ser considerado pelo fisioterapeuta é a função respiratória do paciente. Desde o início da doença, essa função pode estar prejudicada, já que, para respirar espontaneamente, é necessário contrair músculos. Sob essa perspectiva, a prescrição precoce de ventilação mecânica não invasiva (VMNI) tem oferecido maior sobrevida aos pacientes com ELA, pois mantém a ventilação adequada e promove uma redução de demanda aos músculos respiratórios. A esse respeito, deve estar claro que respirar é uma ação contínua que obviamente demanda um gasto energético. Os pacientes portadores da ELA fadigam facilmente a musculatura respiratória, o que pode comprometer inúmeras funções orgânicas que precisam de um constante aporte de oxigênio. Assim, oferecer aos pacientes períodos de ventilação com suporte é crucial para o manejo da doença. Afinal, não se pode otimizar a função dos músculos respiratórios por meio de exercícios intensos ou de técnicas de fortalecimento muscular.

Em suma, a ELA é um distúrbio neurológico grave e fatal. Antes de levar o paciente a óbito, essa enfermidade se mostra altamente debilitante. Por isso, necessita da atenção de múltiplos profissionais, cujas ações têm o intuito de aumentar a sobrevida e oferecer qualidade de vida para os pacientes portadores da doença.

Síntese

Neste capítulo, abordamos algumas características importantes acerca das doenças neurológicas mais comuns e que mais frequentemente são vivenciadas na prática do fisioterapeuta.

Informamos que o AVE apresenta uma etiologia multifatorial e que pode ser decorrente de uma isquemia ou de uma hemorragia no SNC. Apresentamos, também, os mecanismos neurofisiológicos da DP, associando as alterações que ocorrem no SNC às sequelas funcionais inerentes à doença. Ainda, comentamos que o TRM é uma importante causa de incapacidade e deficiência física. Aliás, sua incidência e prevalência têm aumentado recentemente, principalmente em decorrência de acidentes de trânsito. Demos sequência a nossa explanação, discorrendo sobre a PC, que consiste no desenvolvimento inadequado das estruturas cerebrais. Essa enfermidade costuma se manifestar ainda na infância e resulta em danos neurológicos que vão desde discretas alterações motoras até severos comprometimentos cognitivos, comportamentais, psicológicos, motores e sensoriais.

Tratamos, por fim, de duas doenças cuja característica é a degeneração dos neurônios motores: a EM e a ELA. A principal configuração da esclerose múltipla é a destruição da bainha de mielina que reveste os neurônios de grosso calibre. Já a esclerose lateral amiotrófica se relaciona à destruição dos neurônios motores no córtex pré-frontal, do tronco encefálico e da medula espinhal.

Todas essas doenças instituem uma ampla diversidade de sequelas motoras, sensoriais e autonômicas que impactam diretamente a qualidade de vida dos pacientes e de familiares.

Questões para revisão

1. Qual é a diferença entre movimentos reflexos, rítmicos e voluntários?

2. Discrimine as diferenças funcionais entre os tipos de paralisia cerebral.

3. A doença de Parkinson acomete de forma degenerativa, crônica e progressiva o SNC. É causada por uma diminuição intensa da produção de dopamina, neurotransmissor que auxilia na realização dos movimentos voluntários do corpo de forma automática. Graças à presença dessa substância no cérebro, não é necessário pensar em cada movimento realizado pelos músculos. Na falta de dopamina, particularmente em uma pequena região encefálica chamada *substância negra*, o controle motor do indivíduo é perdido, ocasionando sinais e sintomas característicos. Sobre a DP, doença de Parkinson, avalie as assertivas que seguem e assinale (V) para as verdadeiras e (F) para as falsas:

( ) Tremor de repouso, instabilidade postural, bradicinesia e rigidez são características dos pacientes.
( ) Falta de coordenação motora e depressão podem ser manifestações secundárias da doença.
( ) A rigidez é uma manifestação clínica mais característica e pode ou não aparecer na fase inicial.
( ) Um dos primeiros sintomas é o tremor de repouso, que diminui ou desaparece com o início do movimento, acometendo principalmente os membros.

Agora, assinale a alternativa que apresenta, de cima para baixo, a sequência correta de preenchimento dos parênteses:

a) F, V, V, V.
b) V, F, V, V.
c) V, V, V, V.
d) V, V, F, V.
e) V, F, F, V.

4. Sobre a espasticidade, avalie as proposições a seguir:
   I) Ocorre aumento do tônus muscular com hipertonia e hiper-reflexia.
   II) Trata-se do aumento do tônus muscular, com exagero dos reflexos profundos decorrente da hiperexcitabilidade do reflexo do estiramento.
   III) Surge em doenças neurológicas que provocam a lesão de células do sistema nervoso, as quais controlam os movimentos voluntários.
   IV) A espasticidade nos membros superiores predomina nos músculos flexores, com postura em abdução e rotação interna do ombro, flexão do cotovelo, pronação do punho e flexão dos dedos.

   Agora, assinale a alternativa que apresenta todas as proposições corretas:

   a) I e IV.
   b) II e IV
   c) I, II e IV.
   d) I, II e III.
   e) III e IV

5. (Instituto AOCP – 2015 – EBSERG) A esclerose múltipla (EM) é uma doença que se caracteriza por um processo inflamatório na substância branca do sistema nervoso central (SNC). Em relação ao assunto, assinale a alternativa correta.
   a) Agentes virais ou outros antígenos ambientais não podem ser gatilho para a manifestação da doença em pacientes geneticamente suscetíveis.
   b) A EM é a doença inflamatória menos frequente do SNC em adultos jovens.

c) É uma doença progressiva, porém mesmo com o passar do tempo os sintomas não causam incapacidade locomotora.
d) A utilização de glicocorticoides para o controle dos surtos caiu em desuso, pois não apresenta nenhuma eficácia.
e) O alvo da agressão imune é a bainha de mielina e os oligodendrócitos do sistema nervoso central.

Questões para reflexão

1. Do ponto de vista funcional, como se pode diferenciar as doenças do neurônio motor superior daquelas em que o neurônio motor inferior é acometido?

2. Relacione o nível de TRM ao desenvolvimento das manifestações clínicas e funcionais.

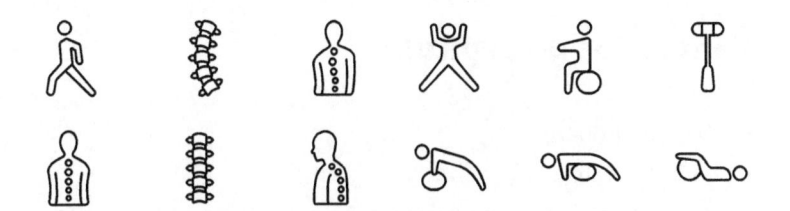

Capítulo 4
Tratamento fisioterapêutico em neurologia

Conteúdos do capítulo

- Método Bobath.
- Método Kabat.
- Trajes terapêuticos na reabilitação neurológica e Protocolo PediaSuit.
- Métodos integrativos na reabilitação neurológica.

Após o estudo deste capítulo, você será capaz de:

1. citar os fundamentos do método Bobath e sua aplicação na reabilitação de sequelas motoras;
2. instituir um programa de exercício de facilitação neuromuscular proprioceptiva para resgatar a mobilidade funcional;
3. reconhecer os benefícios da reabilitação neuromotora intensiva e sua aplicabilidade clínica;
4. escolher métodos integrativos para compor o programa de reabilitação neurológica.

4.1 Fundamentos da fisioterapia neurofuncional

As doenças neurológicas constituem um amplo espectro de disfunções que atingem o sistema nervoso em diversos níveis. Atualmente, percebe-se que o aumento da expectativa de vida tem contribuído para elevar a incidência e a prevalência de doenças crônico-degenerativas na população em geral. Além disso, o estilo de vida adotado pelas pessoas parece estar relacionado ao desenvolvimento de certos distúrbios neurológicos que, de alguma forma, comprometem a funcionalidade. O tabagismo, o sedentarismo, a alimentação hipercalórica e hiperssódica são considerados fatores de risco para o surgimento de doenças cerebrovasculares. Estima-se, também, que o uso de agrotóxicos para a produção em massa de alimentos ou a utilização de hormônios na agropecuária tenha relação com o desenvolvimento precoce da doença de Parkinson (DP) e da doença de Alzheimer (DA).

A evolução tecnológica e científica em curso tem contribuído decisivamente para algumas mudanças na perspectiva de tratamento e reabilitação neurológica. O desenvolvimento de equipamentos sofisticados tem facilitado a elaboração de diagnósticos muito mais precisos. Assim, doenças que antes eram diagnosticadas tardiamente agora são reconhecidas precocemente graças à ampliação do conhecimento científico relacionado à neurociência. Inúmeros estudos científicos passaram a ser publicados, os quais proporcionaram uma ampliação da compreensão de aspectos anteriormente considerados obscuros. Toda essa evolução gera um impacto direto na diminuição da mortalidade por doenças neurológicas. Hoje em dia, os portadores dessas doenças vivem mais, mas apresentam sequelas inerentes. Por conta disso, surgiu a necessidade de uma maior especialização dos profissionais envolvidos com o processo de reabilitação neurológica, sobretudo na fisioterapia.

O surgimento de limitações funcionais, incapacidades e deficiências é inerente às doenças que atingem o sistema nervoso, o que explica a importância cada vez maior do fisioterapeuta. Nas ultimas décadas, houve grandes avanços na área de reabilitação neurológica, tanto na consolidação de técnicas tradicionais quanto no desenvolvimento de novas terapias e recursos tecnológicos que podem ser utilizados. O profissional que atua no processo de reabilitação neurofuncional tem suas condutas terapêuticas fundamentadas na compreensão da neurofisiologia, das teorias do controle motor e da aprendizagem motora.

O fisioterapeuta tem à disposição uma grande diversidade de abordagens às quais pode recorrer para intervir na área de neurologia. Algumas delas são mais antigas, ao passo que outras ainda são emergentes. Entretanto, ainda não há evidências suficientes que assegurem a eficácia de tais abordagens. Não obstante, certos métodos estão consolidados cientificamente e podem ser prescritos e executados com segurança. Isso significa que a atuação do fisioterapeuta deve preferencialmente se basear em evidências, além de competência e habilidade para dominar a técnica, o método ou o recurso selecionado. Tudo isso em combinação com as perspectivas do paciente e, obviamente, considerando a eficácia da conduta escolhida.

A abordagem fisioterapêutica na área da neurologia basicamente se divide em três categorias de abordagens: (i) funcional; (ii) compensatória; e (iii) paliativa.

Na **abordagem funcional**, o propósito é o **reestabelecimento dos movimentos normais** dadas as possibilidades de neuroplasticidade. Isso significa que certas alterações motoras podem ser "curadas" por meio de estímulos adequados que ativam vias de comunicação neuronal latentes.

Por sua vez, a **abordagem compensatória** visa facilitar o movimento que, por conta dos danos neurológicos, é impossível de ser reestabelecido, mas pode ser compensado. Nessa abordagem, tem centralidade o processo de **reaprendizagem motora**. Logo, o intuito é buscar compensações valendo-se dos princípios da neurofacilitação, para que a tarefa motora seja executada ainda que com um padrão motor anormal.

Já a **abordagem paliativa** centra-se no intento de manter o desempenho motor vigente, a fim de prevenir a progressão das limitações funcionais e de incapacidades. Entre as condutas dessa abordagem estão: prática mental, psicomotricidade e estimulação sensorial. A decisão de adotar condutas paliativas deve se fundamentar no reconhecimento da impossibilidade de compensar os padrões motores instituídos ou de reestabelecer a função normal. O propósito é **impedir o desenvolvimento de danos adicionais à função motora, bem como prevenir deformidades e complicações**.

Não existem impedimentos para se recorrer aos três tipos de abordagem para um mesmo paciente; para isso, no entanto, é necessário proceder a uma avaliação adequada e minuciosa. Outra possibilidade é enfatizar uma ou outra abordagem em momentos distintos da reabilitação, a depender dos objetivos pretendidos em curto, médio ou longo prazo. A escolha das condutas terapêuticas em cada uma das abordagens deve ser criteriosa e considerar as decisões do paciente, a disponibilidade de evidência e a experiência do fisioterapeuta.

Ao longo deste capítulo, abordaremos a descrição, a característica e a finalidade dos principais métodos e técnicas fisioterapêuticas aplicadas na reabilitação de pacientes neurológicos adultos ou pediátricos. Alguns dos métodos apresentados são considerados **tradicionais**, foram desenvolvidos ao longo dos anos e atualmente estão consolidados no campo da reabilitação neurológica. Outros são **novos**, razão pela qual sua eficácia não foi totalmente comprovada por evidências científicas. Isso significa que são utilizados empiricamente, uma vez que demonstram efeitos promissores na prática clínica real, fora do âmbito da pesquisa. Por fim, os recursos, métodos e técnicas **emergentes** se encontram em pleno desenvolvimento e são considerados abordagens futuras, pois ainda precisam ser aperfeiçoados para que possam ser utilizados com segurança.

Quadro 4.1 – Métodos convencionais, novos e emergentes destinados à reabilitação neurológica

Métodos tradicionais	Métodos novos	Métodos emergentes
• cinesioterapia motora • facilitação neuromuscular proprioceptiva (FNP) • Bobath • Kabat • terapia aquática • equoterapia • eletroestimulação funcional	• gameterapia • realidade virtual • terapia neuromotora intensiva • Snoezelen • bandagem neuromuscular • microfisioterapia • bioalinhamento	• TheraTogs • imagética motora • Walkaide • Cuevas Medek • *gravity force simulation* • plataformas de exercício • robótica

4.2 Método Bobath

O método Bobath, também conhecido como *conceito neuroevolutivo*, foi desenvolvido na década de 1940 por Berta Bobath e Karel Bobath, como uma abordagem voltada para a reabilitação ortopédica. Progressivamente, foi sendo aperfeiçoado de tal forma que passou a ser utilizado para estimular e facilitar a movimentação motora afetada por danos neurológicos. A premissa do método é promover recuperação funcional valendo-se da capacidade neuroplástica do sistema nervoso. Para isso, são utilizados diversos exercícios direcionados à aquisição de habilidades motoras, à facilitação de movimentos típicos e à inibição de padrões de movimento atípicos. Embora possa ser aplicado a pacientes adultos portadores de disfunções neuromotoras, o conceito neuroevolutivo é amplamente usado na reabilitação de crianças, especialmente as acometidas por paralisia cerebral (PC).

O desenvolvimento desse método enfatizou que o sistema nervoso é capaz de aprender padrões de movimentos típicos mediante a inibição de padrões que afetam o controle do movimento normal. Nesse sentido, o método é direcionado para a execução de tarefas motoras funcionais por meio da implementação de exercícios que incitam uma experiência sensório-motora que propicia a realização de movimentos básicos e necessários à independência funcional, entre eles rolar, sustentar a postura, sentar, engatinhar e andar. Ademais, os exercícios podem ser voltados à aquisição das habilidades motoras necessárias para que o paciente realize atividades diárias como se alimentar, tomar banho, vestir-se e locomover-se. Ao propor a repetição dos padrões de movimentos, o intuito é instituir vias de integração neuronal que promovam o aprendizado motor, a fim de que, posteriormente, os movimentos sejam executados automaticamente.

As técnicas do método Bobath sustentam-se sobre três princípios: (i) inibição, (ii) estimulação e (iii) facilitação. Os exercícios devem seguir essa hierarquia. Primeiramente, é necessário ajustar o tônus muscular do paciente inibindo-o ou estimulando-o, a depender do tipo de alteração tônica. As técnicas são guiadas por pontos-chave de controle, partindo-se do pressuposto de que os segmentos distais são influenciados pelos ajustes dos segmentos proximais. Cabeça, tronco, cintura escapular e quadril são considerados os pontos-chave proximais. Por sua vez, os pontos-chave distais são os cotovelos, punhos, joelhos e tornozelos. A proposta é, primeiramente, buscar o controle dos pontos-chave proximais pela ação conjunta de músculos agonistas, antagonistas e sinergistas, responsáveis pelo controle postural. Assim, pode-se estimular, inibir ou facilitar a ação de músculos conforme suas potencialidades. Após a regulação da atividade muscular que propicia o controle postural, é possível estabelecer técnicas que visam comandar o movimento dos segmentos distais.

Para promover a estimulação, pode-se recorrer a algumas técnicas, como transferência de peso, alternância, deslizamento, *placing* (colocação), *holding* (manutenção) e *tapping*. A transferência de peso visa gerar uma sobrecarga estática nas unidades musculotendíneas, para permitir a sustentação de peso a partir do segmento estimulado. A transferência de peso permite a liberação dos segmentos que não estão participando da sustentação, o que facilita a movimentação de pontos-chave. Nesse sentido, convém direcionar a transferência de peso para os lados, para frente, para trás e para as diagonais.

Com a liberação de pontos-chave por conta da estabilização de determinado segmento, torna-se possível implementar as técnicas de *placing* e *holding*, que visam trabalhar as capacidades de controlar e manter os movimentos de maneira automática e voluntária. O intuito do *placing* é estimular a habilidade de interromper o movimento de um segmento voluntariamente em qualquer ponto da amplitude sem provocar alterações no controle postural. Portanto, é preciso atentar à amplitude de movimento em que a perturbação do controle postural tem início. Nesse momento, o indicado é orientar para a interrupção do movimento.

Conforme o paciente desenvolve um aprendizado motor, o fisioterapeuta pode evoluir a amplitude de movimento com vistas à manutenção do ajuste postural. Cabe lembrar que, quando se executa algum movimento dos membros, automaticamente se mantém uma estabilidade postural. Danos neurológicos que afetam o controle postural dificultam o movimento apendicular, pois em algum ponto da amplitude de movimento ocorre perturbação da postura e consequente instabilidade. A instabilidade postural desencadeada pela falta de coordenação entre os segmentos distais e proximais é uma característica de problemas no controle motor. O intuito do *placing* é justamente trabalhar a coordenação do movimento distal, com a manutenção da postura estática.

Já o *holding*, muitas vezes utilizado em conjunto com o *placing*, é aplicado para desenvolver a habilidade de manter e controlar o movimento de modo independente, isto é, sem ajuda externa. A amplitude de movimento pode ser gradativamente ampliada por meio da variação no comando verbal, sempre observando-se a manutenção da estabilidade proximal.

O *tapping* é usualmente combinado com o *placing*, com o fito de induzir o aumento do tônus pela estimulação proprioceptiva e tátil. A utilização combinada das técnicas promove a ativação de grupos musculares fracos, permite o ajuste da inervação recíproca, estimula as reações de equilíbrio e propicia o desenvolvimento de padrões sinérgicos de movimento.

O *tapping* consiste em "batidas" sobre o segmento a ser estimulado. A proposta é estimular a cocontração de músculos que possam estabilizar o movimento. Por exemplo, ao fisioterapeuta solicitar uma flexão de cotovelo ao paciente: se o movimento se apresentar fraco, será possível, como estímulo tátil, dar "batidas" fásicas no ventre muscular do bíceps braquial, o que gerará um estímulo sensorial indicando ao cérebro que o músculo deve ser contraído, facilitando o movimento. Em contrapartida, se o movimento de flexão do cotovelo for exagerado, o profissional poderá provocar a estimulação tátil no tríceps braquial (antagonista ao movimento de flexão), para que haja o controle do movimento e a redução da exacerbação flexora.

Uma alternativa à técnica de *tapping* é, em vez de "bater" no segmento mobilizado ativamente, preceder um deslizamento firme no músculo na direção da contração pretendida. A técnica de deslizamento pode ser realizada visando ativar padrões sinérgicos da função muscular por meio da estimulação tátil a partir da fricção.

Vários estudos apontam que o método Bobath proporciona facilitações neuromusculares que conferem maior ativação muscular, gerando estímulo aos mecanismos de controle motor, de aprendizado do movimento e de ajustes posturais. Entretanto, não existem muitas evidências que apontem para uma vantagem dessa técnica em relação a outras formas de intervenção. Na realidade, muitas pesquisas foram desenvolvidas ao longo dos anos, mas os resultados não revelaram que o método Bobath aplicado individualmente seja eficaz para a obtenção de um melhor controle motor.

A explicação para isso é que o desenvolvimento neuropsicomotor sofre a ação de múltiplos fatores e está diretamente relacionado a aspectos contextuais do processo saúde e doença dos pacientes, o que torna extremamente complexo quantificar o real efeito da terapia. Por conta disso, é preciso reconhecer que a reabilitação de pacientes com distúrbios neurológicos que atingem o controle motor não pode ser conduzida somente com a aplicação de um único método, e sim mediante múltiplas intervenções que ampliem as possibilidades de estímulo aos mecanismos neuroplásticos.

4.3 Método Kabat

Na década de 1940, Herman Kabat e Margaret Knott começaram a desenvolver um método de tratamento com estímulos proprioceptivos para facilitar o controle motor de pacientes com sequelas de poliomielite. Os estudos sobre esse método foram se aprofundando, até que em 1956 foi escrito o primeiro livro sobre a terapia. Por ser eficiente ao contribuir para o desenvolvimento de habilidades motoras, o controle do movimento e a aprendizagem motora, tal método ganhou visibilidade e passou a ser usado por fisioterapeutas no mundo inteiro.

O método Kabat engloba um grupo de técnicas fundamentadas nos princípios da facilitação neuromuscular proprioceptiva (FNP). A ideia é oferecer vários estímulos proprioceptivos que, integrados, contribuem para um melhor controle neuromuscular, promovendo, assim, a execução de movimentos. A integração sensório-motora induzida por essas técnicas propicia o desenvolvimento do controle motor e, com efeito, o aumento de força muscular, bem como a otimização da flexibilidade e a coordenação dos movimentos.

O embasamento neurofisiológico desse método reside nos mecanismos de ação de dois tipos de receptores musculares: os fusos musculares e os órgãos tendinosos de Golgi (OTG). Tais receptores estão posicionados nos músculos e em locais estratégicos para a obtenção de sinais sensoriais relacionados ao movimento. Os sinais são encaminhados para o SNC, que através de várias vias de integração somatossensorial fornece uma resposta motora coerente. Os estímulos referidos se relacionam às alterações de comprimento muscular (detectadas pelos fusos musculares) e por uma tensão na unidade musculotendínea (detectada pelos órgãos tendinosos de Golgi).

Fisiologicamente, a estimulação dos fusos musculares gera a tensão e a consequente contração do músculo. Já os OTG detectam o excesso de tensão e, para evitar danos, promovem o relaxamento muscular. Dessa forma, ao executar uma manobra de alongamento rápida, os fusos musculares identificam a alteração de comprimento do músculo e acionam, por meio de um reflexo, a contração do músculo. Em contrapartida, se mantido suavemente um grau de estiramento muscular em uma amplitude máxima de movimento, a tensão gerada nos tendões incita um reflexo inibitório que induz o relaxamento muscular.

Essa descrição neurofisiológica explica os dois princípios da facilitação neuromuscular proprioceptiva: (i) a **inibição autogênica** e (ii) a **inibição recíproca**. O primeiro caso se refere à inibição do estímulo motor aos músculos estirados. Convém ressaltar que, para ativar o mecanismo de inibição autogênica, a força que induz o estiramento muscular deve ser suave até o limite da amplitude de movimento disponível. Quando ela é aplicada rapidamente, não ocorre a inibição, e sim a excitação dos fusos musculares, o que culmina na contração e não no relaxamento. Por seu turno, a inibição recíproca se caracteriza pela coordenação entre os músculos agonistas e antagonistas. Exemplificando: quando um músculo agonista contrai, o movimento só pode ser executado quando o músculo antagonista relaxa. Muitas doenças neurológicas afetam os mecanismos de inibição recíproca. Por essa razão, o fisioterapeuta pode se valer desse princípio para promover a aprendizagem motora e facilitar a realização do movimento.

Antes de abordarmos as técnicas, temos de clarificar alguns procedimentos básicos e obrigatórios em todos os exercícios. Como estamos tratando da utilização da propriocepção para facilitar os comandos neuromusculares e o movimento, devemos esclarecer quais estímulos podem ser oferecidos ao paciente. São considerados estímulos proprioceptivos no método Kabat o contato manual e o comando verbal com *feedback* visual.

O **contato manual** pode ser oferecido de duas formas: (i) fornecendo resistência ao movimento, o que induz a aquisição de força muscular; ou (ii) ajudando o paciente a executá-lo, para que os padrões de controle motor sejam registrados no sistema nervoso.

Por sua vez, o **comando verbal** é um incentivador à realização do movimento e deve ser oferecido por meio de palavras objetivas e de um tom de voz apropriado, a fim de contribuir para a execução do movimento. Um dos comandos verbais que obrigatoriamente deve ser realizado é o estímulo ao *feedback* visual. Trata-se de solicitar ao paciente que acompanhe visualmente o movimento.

O objetivo desses procedimentos básicos é fornecer ao paciente entradas sensoriais proprioceptivas pelo sistema tátil (contato manual), auditivo (comando verbal) e visual (*feedback* visual).

Outros estímulos proprioceptivos que podem ser oferecidos são tração e compressão articular (excita mecanorreceptores) e reflexo de estiramento (excita a contração muscular). Portanto, a aplicação de tais estímulos são basilares na facilitação neuromuscular proprioceptiva.

Os exercícios específicos do método Kabat envolvem contrações concêntricas, excêntricas e isométricas que podem ou não ser resistidas. Várias das técnicas naturalmente estão embasadas nos princípios da inibição autogênica e recíproca. São elas:

- **Iniciação rítmica**: normalmente, essa técnica é aplicada no começo do tratamento e especialmente a pacientes que têm dificuldade de iniciar o movimento. Refere-se à aplicação de uma sequência de movimentos progressivos realizados pelo fisioterapeuta, a princípio de maneira passiva, para a amplitude de movimento disponível. É possível progredir para o movimento ativo assistido, e conforme o paciente adquire controle do movimento, pode-se evoluir para o movimento ativo e resistido. Os movimentos devem ser realizados de modo que estimulem os fusos musculares, evitando uma contração desnecessária.
- **Estabilização rítmica**: essa técnica pode ser utilizada como sequência da iniciação rítmica, sobretudo nas primeiras sessões de tratamento. Caracteriza-se pela contração isométrica do músculo agonista seguida da contração isométrica do antagonista. Para que seja possível aplicá-la, o paciente deve ser capaz de iniciar uma contração muscular. O objetivo é promover a estabilização do segmento mediante a cocontração dos grupos musculares.
- **Combinação de isotônicos**: também conhecida como *contrações repetidas*, essa técnica serve ao propósito de corrigir desequilíbrios musculares que ocorrem durante o exercício. A repetição das contrações induz a adaptações musculares agudas que facilitam a execução do movimento. Então, o fisioterapeuta pode oferecer uma resistência máxima na porção mais fraca do movimento repetidamente. Portanto, trata-se de uma estratégia bastante útil para pacientes que apresentam uma fraqueza muscular que inviabiliza o movimento ativo em toda a amplitude.
- **Reversão de antagonistas**: existem dois exercícios que podem ser utilizados nessa técnica: a reversão lenta e a

reversão lenta mantida. A primeira consiste no oferecimento de um estímulo reverso entre as contrações agonista e antagonista. Isso significa que se inicia o movimento pretendido contra uma resistência submáxima ao músculo agonista, e ao atingir a amplitude determinada, incentiva-se a contração do antagonista também contra uma resistência submáxima. Esse exercício é muito útil para trabalhar o sincronismo muscular, fundamental para a coordenação do movimento. Já na reversão lenta mantida, é possível recorrer ao mesmo princípio da reversão lenta, entretanto, adicionando-se uma contração isométrica do agonista antes da reversão para o antagonista. A ideia é promover um ganho de força em determinado ponto da amplitude de movimento.

- **Manter-relaxar**: técnica que visa otimizar a flexibilidade muscular. É baseada no princípio da inibição recíproca, por meio do qual se incentiva a contração isométrica do músculo que se pretende alongar (antagonista) seguida da contração concêntrica do agonista. Após a contração isotônica concêntrica do agonista, deve-se forçar o limite da amplitude de movimento para produzir o alongamento máximo do antagonista. Esse procedimento deve ser repetido de três a cinco vezes.

- **Contrair-relaxar**: também usada para promover o alongamento muscular, essa técnica é muito semelhante à de "manter-relaxar", com a diferença de que a contração do antagonista deve ser isotônica concêntrica, e não isométrica. Após a contração do antagonista, o fisioterapeuta solicita ao paciente a contração agonista e, então, move a articulação para além da amplitude máxima.

- **Contrair-relaxar com reversão lenta**: técnica usada para induzir o aumento da flexibilidade muscular. Inicia-se pela contração do agonista seguida da isometria do antagonista, que é o músculo a ser alongado. Após os ciclos de contração, deve-se realizar um movimento passivo para além da amplitude, em que uma nova contração isotônica do agonista seja solicitada. Nessa técnica, o agonista é solicitado a contrair duas vezes, uma no início e outra no final, e o movimento de alongamento é realizado entre as fases.

A escolha das técnicas de FNP deve levar em consideração as condições do paciente. As técnicas têm o diferencial de não produzirem sobrecarga articular com os movimentos uniplanares. A esse respeito, salientamos que todos os movimentos devem ser realizados em padrões diagonais, pois servem de base para a maioria dos movimentos funcionais.

Para os membros superiores, há dois padrões diagonais de movimento: (i) padrão flexor diagonal externo (flexão-abdução-rotação externa); e (ii) padrão extensor diagonal interno (extensão-adução-rotação interna). Por sua vez, para os membros inferiores, é possível realizar os seguintes padrões em diagonal: (i) padrão flexor diagonal externo (flexão-abdução-rotação externa); e (ii) padrão extensor diagonal interno (extensão-adução-rotação interna). Para as cinturas pélvica e escapular, utilizam-se os movimentos de ântero-elevação, póstero-depressão, póstero-elevação e ântero-depressão. Com relação à cabeça e ao pescoço, pode-se recorrer ao padrão flexor com rotação para direita ou para esquerda e ao padrão extensor também com rotação para direita ou para esquerda. Para o tronco, existe o padrão pré-ponte, com a aplicação de resistência nas espinhas ilíacas ântero-superiores, ponte com resistência manual nos joelhos, estabilização em sedestação e estabilização em ortostase.

Além dos padrões convencionais aplicados para membros superiores e inferiores, bem como para cabeça e tronco, o método Kabat pode ser indicado para o tratamento de problemas neuromotores na face. Para essa finalidade, há padrões com estímulos diagonais para os músculos da face, em especial: frontal; depressor do supercílio; orbicular do olho; corrugador do supercílio; levantador do lábio superior e do ângulo superior da boca; orbicular da boca; risório; bucinador; platisma; levantador da asa do nariz; e músculo nasal.

Assim como outras técnicas, o método Kabat deve integrar as condutas. Obviamente, é importante que esteja associado a outras intervenções, uma vez que os distúrbios neurológicos que atingem a motricidade têm múltiplas vertentes fisiopatológicas e funcionais. Portanto, a aplicação desse método, agregado a outras abordagens em reabilitação neurológica, oferece resultados mais promissores no que se refere aos ganhos funcionais dos pacientes.

4.4 Trajes terapêuticos na reabilitação neurológica

Nesta seção, explicaremos a aplicabilidade de trajes terapêuticos no processo de reabilitação neurológica de crianças com atrasos no desenvolvimento motor, PC e síndrome de Down (SD). Essa proposta terapêutica está alicerçada na construção de trajes para astronautas, os quais serviam ao objetivo de evitar os efeitos nocivos da ausência de gravidade e suas consequências, a exemplo de alterações nos mecanismos de integração somatossensorial, atrofia muscular e perda da densidade mineral óssea. A hipótese era de que tais trajes possibilitariam a realização de alguns exercícios contra a resistência, os quais favoreceriam a manutenção da integridade do sistema motor. A estratégia foi tão bem-sucedida que os centros de medicina espacial dos Estados Unidos e da Rússia se empenharam em aperfeiçoar os trajes, fato que, à época, possibilitou a realização de viagens espaciais mais longas. Com o passar dos anos, a evolução tecnológica favoreceu o desenvolvimento de novas estratégias para neutralizar os efeitos deletérios no aparelho locomotor provocados pela ausência de gravidade.

Todavia, os trajes, até então considerados excelentes para essa finalidade, foram perdendo espaço, até que, na década de 1990, fisioterapeutas de uma clínica de reabilitação neuropediátrica polonesa resolveram adaptá-los e aplicá-los em crianças com PC. Nesse contexto, as vestimentas passaram a ser chamadas pelo nome comercial Adeli Suit®, e seus efeitos nos mecanismos neurofisiológicos de controle motor começaram a ser estudados. No início dos anos 2000, uma adaptação foi desenvolvida, e a técnica ficou conhecida como TheraSuit®. Em 2006, um grupo de fisioterapeutas norte-americanos e diversos colaboradores aperfeiçoaram as roupas, até que, finalmente, o método foi denominado PediaSuit®.

Atualmente, o PediaSuit® é relativamente popular, embora seja um tratamento oneroso. Os familiares de crianças portadoras de PC buscam exaustivamente inserir seus filhos nos programas de reabilitação que usam o traje como recurso reabilitativo, tendo em vista as inúmeras alegações sobre seus efeitos benéficos, como: otimização do alinhamento e do controle postural; ajustes de equilíbrio; melhora da coordenação motora; estímulo e aprimoramento da marcha e da função manual; incremento da força e da flexibilidade muscular.

E em que consiste o traje terapêutico PediaSuit®? Trata-se de uma vestimenta ortopédica dinâmica constituída por toca, colete, calção, joelheiras e calçados. Todos os itens contêm mosquetões embutidos para interligar o traje a tensores elásticos conectados a uma "gaiola" (*ability exercise unit*).

Há dois tipos de gaiolas funcionais: (i) a gaiola de macaco e (ii) a de aranha.

A primeira permite trabalhar inúmeras funções, como alongamento, fortalecimento, exercícios de coordenação e de qualidade de movimento. Esse tipo de gaiola é formado por um arcabouço metálico tridimensional e rígido, constituído de polias metálicas e de pesos usados na realização dos exercícios.

Por sua vez, na gaiola de aranha, o paciente fica conectado à estrutura metálica por meio de bandas elásticas, o que permite fazer exercícios para adequar a postura e proporcionar equilíbrio e sustentação. Esse tipo de gaiola parece ser o preferido pelas crianças, pois várias atividades de mobilidade de cunho lúdico podem ser realizadas, as quais trabalham objetivos concretos para a aquisição de controle neuromuscular. Os exercícios podem ser executados em quatro apoios, em sedestação, ajoelhado ou em pé.

4.4.1 Protocolo PediaSuit®

A fundamentação teórica da aplicabilidade do PediaSuit® como recurso terapêutico para a reabilitação de disfunções motoras de origem neurológica reside no fato de que os trajes conectados às bandas elásticas oferecem graus variados de resistência global, além de estímulos proprioceptivos e mecanoceptivos importantes para o processamento do controle motor. Para cada ação realizada pelo paciente – independentemente do plano –, o sistema traje-elástico-gaiola facilita ou dificulta o movimento, de modo que os mecanismos neuromusculares são estimulados. Dificilmente o fisioterapeuta conseguiria oferecer ao paciente neurológico estabilização postural, resistência e facilitação do movimento ao mesmo tempo. Portanto, o diferencial dessa técnica é possibilitar ao profissional sugerir ações musculares e, simultaneamente, oferecer ao paciente o controle da postura, o alinhamento biomecânico, a resistência e a facilitação ao movimento.

Os resultados do método são proporcionados pela conjunção de três aspectos: (i) o efeito do traje terapêutico; (ii) a aplicação intensiva do protocolo; e (iii) a participação ativa do paciente. O uso da vestimenta terapêutica contribui para o alinhamento postural e articular, pois ela permite a imposição de pressões nas articulações do tronco e dos membros. Além disso, a conexão do traje à gaiola por meio dos tensores elásticos fornece suporte suficiente para permitir a liberdade de movimentos.

Assim, depois de garantir ao paciente o suporte e o alinhamento adequados, a terapia deve ser realizada intensivamente, com o propósito de reeducar o sistema nervoso quanto ao reconhecimento de padrões de mobilidade corretos que favoreçam os ajustes neuromusculares. Para isso, é necessário implementar o Protocolo PediaSuit® por, no mínimo, 80 horas, distribuídas em um mês de tratamento. Normalmente, indica-se a realização do método por 4 horas por dia, durante cinco dias consecutivos na semana, por um período de quatro semanas.

Na maioria dos programas de reabilitação neuropediátrica, o Protocolo PediaSuit® é combinado com outras intervenções, entre elas a cinesioterapia convencional e o método Bobath. A associação entre esse protocolo, a cinesioterapia e o Bobath constitui o programa de terapia neuromotora intensiva (TNI).

Embora o PediaSuit® revele clinicamente efeitos positivos na função motora, no desenvolvimento motor e no controle postural, faltam estudos que evidenciem consistentemente os efeitos do protocolo nos marcadores de controle motor. Entretanto, em geral, os relatos de profissionais e de familiares apontam que as crianças submetidas a esse método manifestam diversos ganhos funcionais, como: aumento da densidade mineral óssea; aquisição de força e flexibilidade muscular; propriocepção; equilíbrio; coordenação motora; melhor percepção e consciência corporal; e modulação de tônus muscular. Todos esses aspectos otimizados parecem influenciar positivamente a qualidade de vida tanto dos pacientes quanto dos familiares cuidadores.

Ainda que os efeitos positivos e promissores do Protocolo PediaSuit® sejam perceptíveis, trata-se de uma terapêutica inacessível à grande maioria dos pacientes, em virtude de seu alto custo. Além disso, existem certos impasses relacionados à cobertura dos planos de saúde para a aplicação desse método. Inúmeras famílias têm se esforçado para conseguir liminares judiciais que forcem os planos de saúde a custear a reabilitação neuromotora intensiva. A alegação é de que a TNI oferece benefícios importantes para a criança, no que se refere tanto aos aspectos fisiológicos quanto aos fatores psicológicos, sociais e econômicos.

Sob essa perspectiva, para consolidar essa técnica como um recurso terapêutico para a reabilitação neurológica, faz-se necessário promover estudos científicos que comprovem seus efeitos. Somente assim a TNI será reconhecida, consolidada e ampliada para ser usufruída por mais pacientes com disfunção neuromotora.

4.5 Métodos integrativos na reabilitação neurológica

A reabilitação neurológica é um processo complexo, devido à diversidade de manifestações motoras, sensoriais, autonômicas, cognitivas e psicológicas. Diante disso, a participação ativa de uma equipe multiprofissional é imprescindível para manejar as disfunções e oferecer ao paciente melhores condições de vida. A reabilitação física sob responsabilidade do fisioterapeuta é direcionada para a aquisição de funcionalidade, a manutenção do desempenho motor e a prevenção de complicações. Para isso, é possível recorrer a inúmeros métodos, técnicas e recursos. Na literatura científica, é consensual que o processo de reabilitação física é determinado pela conjunção de métodos terapêuticos aplicados de maneira sistemática. Nesse sentido, é possível reconhecer que um único método não é suficiente para manejar as limitações funcionais e as incapacidades decorrentes dos distúrbios do movimento.

Sob essa ótica, certos métodos podem ser integrados às terapêuticas convencionais favorecendo a potencialização dos ganhos funcionais. Portanto, a seguir, abordaremos alguns dos principais métodos integrativos indicados para a reabilitação física de portadores de doenças neurológicas que atingem especialmente a motricidade.

4.5.1 Estimulação elétrica funcional

A estimulação elétrica funcional (FES, sigla inglesa para *Functional Electrical Stimulation*) é um recurso terapêutico que utiliza os princípios da eletricidade para promover a contração de músculos incapazes de gerar força suficiente para realizar um movimento funcional. A aplicação de corrente elétrica induz a despolarização do neurônio motor, gerando uma resposta síncrona das unidades motoras, o que facilita o movimento. Além do recrutamento motor, a estimulação elétrica excita receptores sensoriais que transmitem informações repetitivas ao SNC, contribuindo para o estabelecimento de uma via de integração somatossensorial. Esse mecanismo integrativo entre a sensação e a resposta motora induzida pela eletricidade favorece o recrutamento seletivo de fibras musculares que, diante da disfunção neurológica, não são tipicamente ativadas. As alterações nas vias de comunicação neuronal nos centros superiores de controle motor interferem nos mecanismos neuromusculares responsáveis pela contração muscular normal. A redução ou ausência de controle motor influencia drasticamente a mobilidade, ocasionando alterações no trofismo muscular. Ainda, determinados tipos de lesões modificam a tonicidade dos músculos, tornando-os flácidos ou espásticos, fato que também intervém na movimentação normal. Nessa perspectiva, a intenção inerente à aplicação da eletroestimulação funcional é, exatamente, a de tentar resolver esse problema.

Vários estudos destacam que o recurso de eletroestimulação funcional fornece efeitos potenciais na aquisição da sensação de movimento, no aumento de força, na manutenção do trofismo muscular e na prevenção de hipotrofia/atrofia, assim como na melhora da coordenação motora e na redução da espasticidade (Sivaramakrishnan; Solomon; Manikandan, 2018; Cunha et al., 2021). Dessa forma, o FES é recomendado para reestabelecer a função muscular em diversas alterações motoras decorrentes de enfermidades como acidente vascular encefálico (AVE), PC, traumatismo raquimedular (TRM), traumatismo craniano e algumas doenças neuromusculares.

A FES deve ser incrementada em sessões de tratamento fisioterapêutico com outros métodos. Por exemplo, há evidências de que a associação do FES com técnicas de controle postural otimiza os resultados relacionados à capacidade de manutenção e alinhamento da postura em crianças com PC (Elbasan et al., 2018). Em pacientes hemiparéticos, indícios consistentes revelam que a eletroestimulação funcional contribui para o controle da espasticidade e a facilitação dos movimentos funcionais dos membros superiores e inferiores.

Para a aplicação da FES, o fisioterapeuta deve ter ciência de que os músculos do corpo humano apresentam tipos de fibras que são acionadas em frequências diferentes. Em geral, existem dois tipos de fibras musculares: as de contração lenta (tipo I) e as de contração rápida (tipo II). Todos os músculos contam com os dois tipos de fibras, porém, a depender do músculo, há predominância do tipo I ou do tipo II. Por exemplo, nos músculos responsáveis pela sustentação e manutenção da postura, predominam as fibras de contração lenta. Já na maioria dos músculos dos membros superiores e inferiores, o percentual de fibras de contração rápida é maior. Essa informação é importante para que o profissional possa escolher a frequência de estimulação no momento de aplicar a FES. Os músculos de contração lenta são acionados por correntes elétricas com frequência entre 25 e 50 Hz. Por seu turno, os músculos de contração rápida são estimulados com frequências entre 80 e 100 Hz.

O segundo passo para a correta aplicação da FES é selecionar a largura de pulso, ou seja, a duração da passagem da corrente elétrica pelos tecidos. Normalmente, para uma contração eficaz, é necessário instituir uma largura de pulso entre 250 e 400 µs. A largura é diretamente proporcional ao recrutamento de fibras musculares. Além da modulação da frequência e da largura de pulso, para a instituição da FES, é preciso ajustar o tempo de contração e de relaxamento muscular. A escolha do tempo de contração deve considerar as condições musculares do paciente. Nas primeiras sessões, a recomendação é empregar tempos de contração mais baixos – entre 5 e 7 segundos. À medida que o músculo adquire resistência à fadiga, pode-se ampliar o tempo de contração conforme a necessidade. Habitualmente, o tempo de relaxamento corresponde ao dobro do tempo de contração. Isto é, programando-se 5 segundos de contração, deve-se modular 10 segundos de relaxamento, com o intuito de permitir a recuperação muscular e evitar a fadiga precoce.

Na programação da FES, também devem ser considerados o tempo de subida da corrente e o tempo de descida. Isso significa que se pode modular a forma como a corrente elétrica será entregue. Logo, a corrente pode entrar gradativamente até atingir o máximo programado e sair gradualmente. Esse tipo de modulação é usado em equipamentos como *t-rise* (tempo de subida) e *t-decay* (tempo de descida). Entretanto, é possível optar por entrada e saída rápidas do estímulo elétrico mantendo em zero (0) os tempos de subida e descida. A decisão de modular esses dois parâmetros se relaciona ao conforto oferecido ao paciente na estimulação elétrica. Em geral, modulam-se tais variáveis quando o paciente apresenta hipersensibilidade à eletricidade.

Por fim, também se faz necessário modular o tempo total de estimulação. Cientificamente, parece haver grandes divergências acerca do melhor tempo total na FES. Não obstante, pode-se escolher o tempo total levando em conta a condição funcional do paciente e o momento do processo de reabilitação. Nas sessões iniciais, são estabelecidos tempos menores. Com a evolução do paciente, pode-se aumentar o tempo total de estimulação elétrica. A literatura científica destaca que 20 minutos são suficientes para atingir os objetivos pretendidos. Isso significa que tempos mais elevados não acarretam benefícios adicionais (Kitchen, 2003; Robertson, 2009).

4.5.2 Estimulação transcraniana com corrente contínua

A estimulação transcraniana com corrente contínua (ETCC) consiste em uma intervenção terapêutica cujo objetivo é modular os mecanismos de excitabilidade cortical por meio da aplicação de corrente direta de baixa intensidade. A passagem da corrente direta ou contínua provoca alterações no potencial de repouso da membrana plasmática de neurônios e das células da glia.

A transmissão de impulsos nervosos no cérebro ocorre principalmente por modificações no potencial de repouso dos neurônios em decorrência da estimulação neuroquímica. A despolarização do neurônio pré-sináptico induz a liberação de neurotransmissores que incitam a despolarização do neurônio pós-sináptico. Assim, a informação é transmitida até atingir as estruturas efetoras da resposta neural. Esse mecanismo é denominado *potencial de ação*. A disseminação do potencial de ação por vias neuronais dá origem a campos elétricos fracos capazes de modificar o potencial de membrana de outros neurônios adjacentes, o que contribui para a integração e o processamento dos comandos neurais. Entretanto, as lesões que atingem o sistema nervoso e destroem neurônios também gera um "caos" elétrico que determina uma atividade neuronal estereotipada.

A estimulação elétrica de áreas corticais com corrente contínua favorece a reorganização da comunicação neuronal mediante a excitação ou a inibição das vias neuronais que estão funcionando de forma inadequada. A corrente direta é polarizada e, por isso, o efeito de sua passagem pelo cérebro está ligado ao posicionamento estratégico dos eletrodos (cátodo e ânodo). A corrente elétrica gerada pelo eletrodo negativo ou ânodo produz uma hipopolarização da membrana neuronal, facilitando a excitabilidade cortical. Em contrapartida, a corrente catódica induz o contrário, ou seja, hiperpolariza a membrana, diminuindo sua excitabilidade e inibindo a transmissão do impulso elétrico.

Em virtude da não invasividade dessa intervenção, ela vem sendo utilizada clinicamente e testada periodicamente em estudos científicos. Pesquisas recentes demonstraram que a estimulação anódica é capaz de aumentar o fluxo sanguíneo cortical, ao passo que a estimulação catódica provoca sua redução (Gong et al., 2021). O fluxo de sangue no cérebro está intimamente vinculado à atividade dos neurônios, que, obviamente, precisam de substratos energéticos e nutricionais para operarem adequadamente. A redução desse fluxo conduz a uma linha de raciocínio oposta – isto é, o baixo fluxo sanguíneo se relaciona à diminuição da atividade neuronal. Sendo assim, o fisioterapeuta pode modular o fluxo sanguíneo para áreas específicas do cérebro por meio do posicionamento dos eletrodos positivo e negativo, com o objetivo de excitar ou inibir determinadas regiões, de acordo com as pretensões do tratamento.

Atualmente, a aplicação da ETCC é considerada segura para modular a atividade neuronal deteriorada em uma ampla variedade de doenças, como AVE, PC, DP e DA, bem como em condições psiquiátricas, a exemplo de transtorno da ansiedade, síndrome do estresse e depressão. Entretanto, ainda se faz necessário promover mais investigações sobre o papel da ETCC nos mecanismos neurofisiológicos que embasam sua intervenção. Embora inúmeras pesquisas tenham sido publicadas nos últimos anos, ainda se sabe pouco a respeito de sua segurança e especificidade; afinal, a passagem de corrente elétrica pelo sistema nervoso modifica os campos elétricos locais e, com efeito, afeta áreas distintas daquelas que teoricamente deveriam ser estimuladas.

Isso significa que é realmente difícil especificar o alcance da corrente elétrica, uma vez que as vias neurais são diversificadas e complexas. Por exemplo, por mais que a intenção seja estimular o lobo occipital, não há como assegurar que somente ele será estimulado ou inibido, pois existem vias de comunicação entre esse lobo e outras áreas do cérebro que possivelmente responderiam indiretamente à estimulação. Portanto, a aplicação para essa finalidade pode ser benéfica para o paciente, mas também prejudicial. Tal exemplo, por si só, justifica a necessidade de que sejam desenvolvidos mais estudos que esclareçam esse mecanismo.

4.5.3 Terapia por contensão induzida

A terapia por contensão induzida (TCI) é um tipo de intervenção que objetiva reestabelecer a função do membro superior parético por meio da restrição do membro contralateral não parético. A intenção é restringir tanto quanto possível a atividade do membro não acometido, forçando intensivamente a execução de tarefas motoras com o membro afetado. A fundamentação dessa técnica reside nos mecanismos neurofisiológicos relacionados ao aprendizado motor, por meio dos quais a realização de tarefas específicas induz o desenvolvimento de vias neuronais de processamento motor.

Os pacientes com hemiparesia tendem a não movimentar o lado acometido, o que acarreta o desuso e consequente agravamento das limitações funcionais. A negação do lado hemiparético sobrecarrega o lado não acometido durante a realização de tarefas diárias, podendo provocar danos decorrentes do uso excessivo, a exemplo de dores, desgastes articulares e fadiga. Esse evento compromete ainda mais a funcionalidade do indivíduo. Por essa razão, torna-se necessário resgatar o mínimo possível da função do membro parético, para que este contribua especialmente nas tarefas que exigem controle e coordenação bimanual.

Para a aplicação da TCI, o fisioterapeuta tem de considerar três princípios básicos: (i) a contenção do membro superior não acometido; (ii) o treinamento orientado da tarefa motora com o membro parético; e (iii) a transferência dos resultados para os movimentos funcionais necessários à realização de atividades comuns. O protocolo de aplicação diz respeito à realização de uma prática supervisionada de 6 horas diárias por duas semanas consecutivas, e a contenção do membro parético deve ser mantida por aproximadamente 90% do dia. A realização das tarefas motoras deve ser incrementada gradativamente, conforme o paciente vai desenvolvendo habilidades de movimento e atingindo as metas estipuladas.

A esse respeito, o fisioterapeuta deve ter certa cautela na prescrição das tarefas, principalmente no início do tratamento. Isso porque atividades muito difíceis, se indicadas precocemente, podem causar frustração. Além das tarefas motoras, faz-se necessário traçar planos baseados em procedimentos de modelagem. Logo, o propósito é transpor o aprendizado obtido após as tarefas motoras para a prática das atividades funcionais da vida diária nas quais o paciente utiliza o movimento trabalhado.

No entanto, a aplicação da TCI não deve ser prescrita arbitrariamente, isto é, pela simples constatação de evidência positiva quanto a seu efeito no controle e aprendizado motor. Acima de tudo, é preciso avaliar o paciente e determinar quais movimentos podem ser executados nesse primeiro momento, quais precisam de ajustes e quais ainda têm de ser desenvolvidos. As tarefas motoras, portanto, precisam ser direcionadas para o resultado da avaliação funcional quanto às capacidades e às habilidades remanescentes do paciente.

Embora essa intervenção tenha se mostrado eficaz para reabilitar sequelas motoras originadas de problemas neurológicos diversos, há algumas críticas a seu uso, especialmente em crianças. É sabido que estas, a depender da idade, ainda não experimentaram a execução de alguns movimentos ou tarefas motoras, além de não terem entendimento suficiente para suportar a restrição de um membro do corpo ao longo da maior parte do dia. Ainda, muitas tarefas da vida diária necessitam de movimentos bimanuais – o que não justifica, por si só, a realização da TCI. Essas informações são indispensáveis para que o profissional da fisioterapia tenha propriedade para escolher essa intervenção em seu programa de reabilitação. Naturalmente, é preciso considerar a eficácia das condutas, mas é igualmente importante respeitar eventuais limitações de determinada técnica. Isso significa que a tomada de decisão para a prescrição da TCI envolve múltiplos fatores, sendo mandatório considerar as expectativas do paciente e dos familiares.

4.5.4 Terapia do espelho

Na década de 1990, neurocientistas identificaram uma habilidade do SNC que ficou conhecida como *sistema de espelho*. Essa peculiaridade foi determinada pela descoberta de neurônios-espelhos situados nos lobos frontal e parietal. Tais neurônios se dispõem de modo congruente entre os hemisférios cerebrais. Essa disposição neuronal inter-hemisférica permite que uma atividade motora seja aprendida indiretamente com base na observação do movimento contralateral.

Isso pode parecer algo complexo, mas na realidade é simples compreender o mecanismo de funcionamento dessa disposição neuronal. Por exemplo, quando a pessoa executa uma tarefa motora com o membro superior direito, a área de processamento motor é o córtex frontal do hemisfério esquerdo. E os neurônios pareados localizados no hemisfério direito, por meio das vias de comunicação interneurônios, são capazes de processar a informação motora para direcionar o estímulo quando a tarefa com o membro superior esquerdo é realizada.

Do ponto de vista funcional, ao observar o padrão de movimento de um lado do corpo, o indivíduo pode reproduzir o movimento no lado contralateral se um estímulo for oferecido adequadamente. E foi com base nesse entendimento que surgiu a terapia do espelho. Ela consiste na aplicação, em frente a um espelho, de exercícios com o membro superior ou inferior acometido, com o intuito de fornecer um *feedback* visual que também será processado no hemisfério contralateral, permitindo a reprodução para o membro parético. Portanto, ocorre uma simulação do movimento desejado realizado pelo membro não parético, para que o segmento acometido seja reproduzido graças ao aprendizado motor proporcionado pelo "sistema de espelhamento" das vias corticais inter-hemisféricas.

Existem evidências de que essa terapia efetivamente é eficaz? Tímidos estudos foram desenvolvidos ainda nos anos 1990 com o objetivo de comprovar sua eficácia. Entretanto, em virtude de inconsistências metodológicas e dificuldades de avaliar os parâmetros motores, não foi possível considerar os resultados. Com o desenvolvimento tecnológico, sobretudo dos recursos diagnósticos e de avaliação da função motora, posteriormente tornou-se possível desenvolver pesquisas que mostrassem os efeitos da terapia de espelho na otimização da função motora em portadores de sequelas neurológicas. Uma dessas intervenções foi capaz, por exemplo, de melhorar a mobilidade do membro parético, elevar a força muscular, otimizar a coordenação motora e promover um maior uso do membro acometido em tarefas cotidianas (Thieme et al., 2018).

Em contrapartida, uma revisão sistemática empreendida por Bruchez et al. (2016) demonstrou que a intervenção com a terapia do espelho não teve efeitos significativos na função motora. A explicação para isso está relacionada ao desenvolvimento do cérebro, que, na criança, encontra-se em processo de amadurecimento. Consequentemente, é possível que o sistema de neurônios-espelho ainda não tenha se desenvolvido adequadamente. Embora esta seja uma explicação plausível, ainda não se tem certeza sobre em que idade esse sistema entra em pleno funcionamento.

4.5.5 Terapia com realidade virtual

Independentemente da causa subjacente, as lesões no SNC e no SNP, na maioria das vezes, provocam, além de danos motores, o comprometimento do sistema sensorial. É consenso que o processamento de uma resposta motora adequada depende da integração de informações sensoriais originadas nos músculos, nas articulações, na pele e nos sistemas vestibular e visual. A integração de informações sensório-motoras é a base para a reprodução e execução de qualquer movimento no corpo humano, independentemente de ser voluntário, reflexo, rítmico ou involuntário. Portanto, déficits nas funções sensoriais repercutem substancialmente nas funções motoras. Por essa razão, no processo de reabilitação, o fisioterapeuta tem de considerar o uso de métodos e técnicas que permitam o reestabelecimento ou o desenvolvimento da função sensorial.

Existem inúmeras condutas direcionadas para o manejo dos déficits sensoriais, entre eles: a terapia de integração sensorial

(TIS); Snoezelen (ambientes multissensoriais); eletroestimulação; FNP; *gravity force simulation*; bandagem neuromuscular; e terapia de exposição à realidade virtual (VRET, sigla inglesa para *virtual reality exposure therapy*). Este último método vem ganhando popularidade nos centros de reabilitação física e de pesquisa, uma vez que oferece múltiplos *feedbacks* sensoriais durante sua realização. Além disso, as atividades propostas em um ambiente virtual apresentam aspectos lúdicos e motivacionais que contribuem para o engajamento e o interesse do paciente no processo reabilitativo.

Basicamente, a VRET pode ser aplicada de duas formas: (i) por meio de jogos específicos (gameterapia) ou (ii) com a reprodução de tarefas em um ambiente virtual tridimensional. A realidade virtual obtida mediante uma conexão entre o paciente e um dispositivo eletrônico promove, em tempo real, uma interação que propicia a ativação de vários sentidos, como visão, audição, tato e propriocepção, oferecendo ao usuário múltiplos *feedbacks* que favorecem a integração sensório-motora. Um dos fatores que explica a eficiência dessa terapia é a possibilidade de o paciente interagir com o ambiente virtual e alterar suas ações de acordo com os comandos informados pela ferramenta. Em outras palavras, a realidade virtual oferece aos pacientes vários estímulos, podendo controlar as respostas motoras de modo consciente e voluntário.

Em virtude dessas características, a VRET oferece benefícios como: ajustes posturais; controle do equilíbrio; otimização da força muscular; resistência muscular à fadiga; melhora da flexibilidade; aprimoramento de habilidades motoras, como reflexos, agilidade, velocidade; e controle do movimento. Ainda, estudos evidenciam que esse método contribui para aumentar a amplitude de movimento dos membros superiores e inferiores, bem como para incrementar as capacidades de locomoção e otimização, fundamentais para a realização das atividades diárias (Choi; Paik, 2018; Ikbali Afsar et al., 2018). Todos os benefícios proporcionados pelo uso da VRET se vinculam à estimulação do sistema somatossensorial e são embasados em processos cognitivos-comportamentais que influenciam diretamente a aprendizagem motora.

A VRET apresenta três características referentes a aspectos cognitivos e comportamentais:

1. **tarefas variáveis e imprevisíveis**: trabalham a concentração, a prontidão, a atenção, a agilidade e a velocidade do movimento;
2. **tarefas desafiadoras**: estimulam a motivação para superar um desafio, a concentração, a atenção, a imersão, a tomada de decisão, o controle emocional e a resiliência;
3. **tarefas competitivas**: trabalham a autoestima, a concentração, a atenção, a motivação, a diversão e a imersão, além de proporcionarem experiências positivas proporcionadas, em virtude da vontade de vencer.

Existem inúmeros sistemas de realidade virtual que, basicamente, podem ser divididos em dois grupos: (i) sistemas de tecnologias específicas e (ii) sistemas comerciais. Os **sistemas específicos** usam dispositivos especificamente voltados para a reabilitação. Entre eles, podemos citar os sistemas Interactive Rehabilitation & Exercise System (Irex®), o Jintronix e o Virtual Reality Rehabilitation System (VRSS). Por seu turno, os **sistemas comerciais** são os mais populares. Embora tenham sido criados para fornecer diversão e entretenimento, também vêm sendo usados na prática clínica e nos processos de reabilitação. Entre os sistemas comerciais mais conhecidos está o Xbox Kinect®, além de consoles como Nintendo Wii® e Playstation 4®. Cada um desses sistemas tem uma forma particular de criar simulações interativas que inserem e envolvem o usuário no ambiente virtual de reabilitação imersiva.

Gameterapia

Nos últimos anos, vários estudos sobre VRET foram publicados, e outros continuam em pleno desenvolvimento. Os resultados de tais pesquisas revelam que esse método tem se mostrado eficaz para restaurar uma ampla diversidade de funções (García-Bravo et al., 2021; Feitosa et al., 2022). Entre os tratamentos de equilíbrio existentes, a gameterapia se destaca por apresentar jogos que simulam atividades esportivas e básicas da vida diária, as quais levam o paciente a desempenhar sua funcionalidade de modo lúdico e motivacional.

A gameterapia favorece a melhora da *performance* de atividades cognitivas e motoras, além de estimular áreas cerebrais referentes à concentração, à atenção, à memorização, à organização, à criatividade, à sequência lógica e à aprendizagem. Ademais, o treinamento de *biofeedback* visual proporcionado por um ambiente virtual facilita a autocorreção da postura, pois trabalha o controle motor, vinculado aos mecanismos neurofisiológicos do equilíbrio.

A constatação desses efeitos se fundamenta nos resultados obtidos pelo exame de ressonância magnética funcional (RMF), que foi utilizado na maioria das pesquisas com o fito de averiguar a capacidade da realidade virtual de excitar ou inibir áreas corticais envolvidas no processamento motor (Feitosa et al., 2022). Estudos recentes evidenciaram que a VRET é capaz de recrutar e estimular conexões neurais no córtex pré-frontal, relacionado à atenção e à tomada de decisão (Hao et al., 2022). Além disso, exames de ressonância magnética funcional indicaram maior ativação da rede neuronal frontoparietal e das amígdalas, que controlam, respectivamente, as emoções e a memória (Feitosa et al., 2022). Ainda, foi possível observar mudanças no padrão de ativação do córtex cingulado (que controla o comportamento) e do lobo parietal (que controla os movimentos voluntários).

Reiteramos que vários aspectos neurofisiológicos referentes ao controle motor podem ser trabalhados mediante a VRET. Logo, trata-se de um recurso seguro e confiável para ser oferecido ao paciente (adulto ou pediátrico) com sequelas motoras decorrentes de doenças neurológicas.

Síntese

Neste capítulo, versamos sobre as principais condutas fisioterapêuticas direcionadas à reabilitação neurológica. Explicamos que todas as abordagens fundamentam seus objetivos nos mecanismos de neuroplasticidade. O método Bobath é aplicado por meio de técnicas que visam inibir, estimular e facilitar os movimentos. O destaque dessa abordagem é que os exercícios são guiados por pontos-chave de controle, sendo os segmentos distais influenciados pelos ajustes dos segmentos proximais. Por seu turno, o método Kabat segue o raciocínio contrário: os movimentos distais influenciam o controle postural. Nessa perspectiva, para mover os membros superiores e inferiores com precisão, é necessário promover ajustes de postura. Isso significa que, quando os padrões de movimentos distais são estimulados, produzem-se ajustes posturais automáticos, os quais finalmente permitem o movimento.

Complementarmente, examinamos uma abordagem terapêutica relativamente nova, a TNI, a qual associa o método Bobath, a cinesioterapia convencional e os protocolos PediaSuit®. Nessa perspectiva, evidenciamos que, pela complexidade do sistema nervoso, associada aos múltiplos aspectos que determinam as sequelas neurológicas, adotar uma abordagem única não é suficiente para conduzir a reabilitação. Por isso, apresentamos vários outros métodos que podem e devem ser agregados aos programas de reabilitação neurológica.

Ressaltamos que a habilidade técnica do fisioterapeuta ante as técnicas é determinante para o sucesso do tratamento. Ainda, reforçamos que basear as escolhas fisioterapêuticas em evidências científicas é o melhor caminho para a tomada de decisão no campo da reabilitação neurológica.

Questões para revisão

1. A abordagem fisioterapêutica na área da neurologia ocorre basicamente pela escolha de métodos e técnicas classificados em condutas funcionais, compensatórias e paliativas. A esse respeito, cite três condutas fisioterapêuticas para cada um desses tipos de abordagem.

2. Explique a diferença neurofisiológica entre as inibições autogênica e recíproca.

3. (Enade – 2013 – PUC Goiás) No estudo do córtex cerebral, é abordada a consolidação da aprendizagem/reaprendizagem motora. Algumas estratégias mimetizam ações pelo pensamento e outras envolvem a observação de um ato motor. As propostas que geram plasticidade adaptativa cortical favorável à recuperação funcional envolvem
   a) imagética e abordagem da reaprendizagem motora.
   b) conceito *Bobath* e conceito de aprendizagem motora.
   c) prática mental e sistema cortical de neurônios espelho

d) método de facilitação neuromuscular proprioceptiva e conceito *Bobath*.
e) abordagem da reaprendizagem motora e facilitação neuromuscular proprioceptiva.

4. (FCC – 2009 – TRT) Uma jovem de 17 anos fraturou a vértebra C7 em acidente de mergulho, há 2 meses. Apresenta sensibilidade intacta na cabeça, pescoço e parte lateral dos MMSS, e insensibilidade na parte medial dos MMSS, tronco, abaixo do ângulo esternal e nos MMII. Todos os movimentos da cabeça e ombros têm força normal, exceto os de extensão de ombro. Os flexores do cotovelo e os extensores radiais do punho têm força normal, e o restante dos músculos dos MMSS, do tronco e dos MMII não apresentam qualquer vestígio de movimentos voluntários. O sinal de Babinski está presente bilateralmente. Sem equipamento de adaptação, a jovem é incapaz de cuidar de si mesma. Com o uso do equipamento de adaptação, é capaz de comer, se vestir e atender a sua higiene, de forma independente. Usa cadeira de rodas. Não consegue, voluntariamente, controlar a bexiga e o reto. O objetivo da fisioterapia para essa paciente, além de evitar complicações secundárias à lesão, é:
a) fortalecer a musculatura íntegra de MMSS para auxiliá-la a tocar a cadeira de rodas em locais planos, desempenhar as atividades de alimentação e higiene de forma independente e manter a integridade articular nos MMII.
b) fortalecer a musculatura íntegra de MMSS e tronco superior, visando ao ganho de controle de tronco, e manter a integridade articular nos MMII.
c) fortalecer a musculatura de tronco superior e treinar a deambulação com equipamento adequado.

d) manter a integridade articular.
e) adaptar o equipamento para possível marcha.

5. Qual das alternativas a seguir apresenta as intervenções que fazem parte da terapia neuromotora intensiva?
   a) Método Kabat, método Bobath e terapia do espelho.
   b) Método Bobath, Protocolo PediaSuit® e cinesioterapia convencional.
   c) Protocolo PediaSuit®, TCI e cinesioterapia convencional.
   d) Método Bobath, gameterapia e FES.
   e) Método Kabat, FNP e método Bobath.

Questão para reflexão

1. Considerando uma criança com PC, defina parâmetros para a estimulação elétrica funcional a fim de amenizar a espasticidade do bíceps braquial.

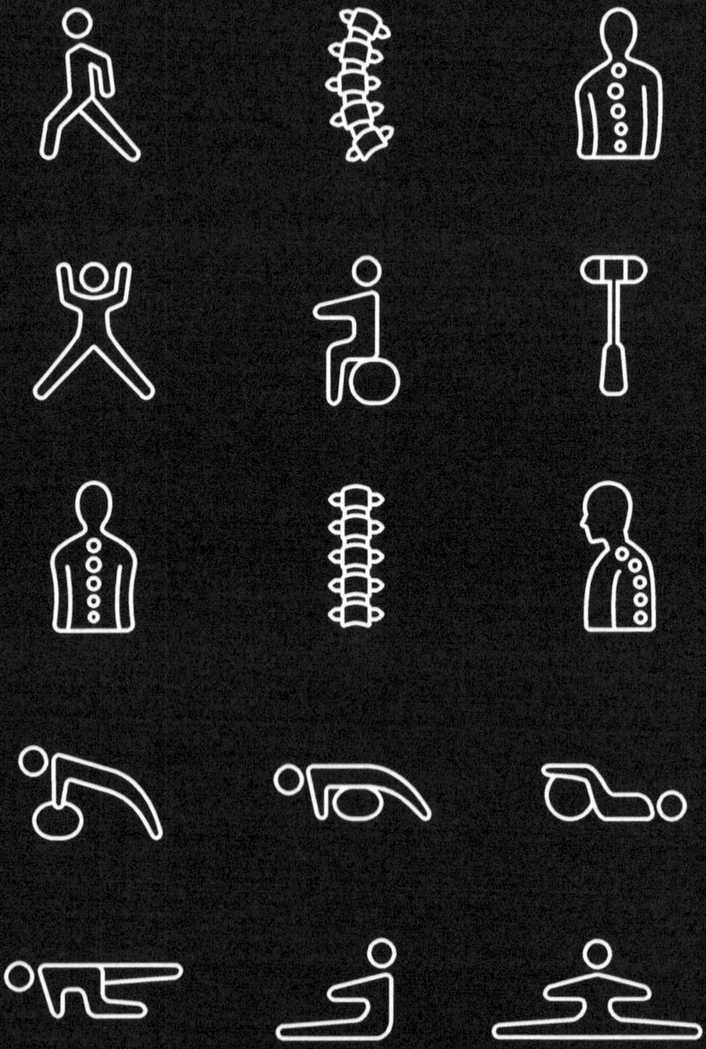

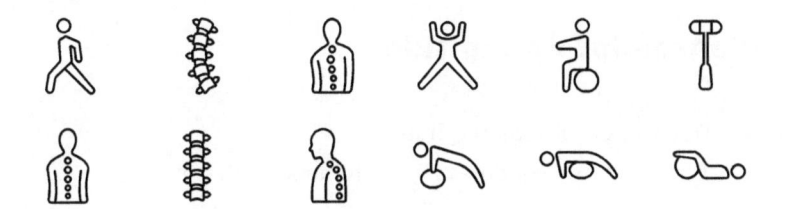

Capítulo 5
Clínica em fisioterapia respiratória

Conteúdos do capítulo

- Doenças do sistema respiratório.
- Tratamentos e condutas na fisioterapia respiratória.

Após o estudo deste capítulo, você será capaz de:

1. distinguir as peculiaridades clínicas e funcionais das doenças restritivas e obstrutivas;
2. descrever os mecanismos fisiopatológicos da doença pulmonar obstrutiva crônica (DPOC);
3. diferenciar as manifestações agudas e crônicas relacionadas à bronquite asmática;
4. reconhecer as manifestações clínicas típicas dos portadores de fibrose cística (FC) e bronquiectasia;
5. detalhar o processo fisiopatológico da infecção por coronavírus e sua relação com o desenvolvimento de sequelas respiratórias.

5.1 Doenças do sistema respiratório

O sistema respiratório é vital para a vida dos seres humanos, pois é através dele que o oxigênio, combustível primário da vida, entra no organismo humano. Além disso, esse sistema se caracteriza por uma maior superfície de contato entre o interior do corpo e o ambiente externo. Dessa forma, o sistema respiratório pode ser acometido por diversas doenças, as quais podem se manifestar de maneira aguda ou crônica e ocasionar alterações na função respiratória, comprometendo o funcionamento sistêmico do organismo.

Nessa ótica, para fundamentar as intervenções terapêuticas e analisar os possíveis resultados dessas intervenções, é essencial compreender os mecanismos fisiopatológicos que desencadeiam as doenças do sistema respiratório.

As doenças respiratórias podem ser enquadradas nas três classes a seguir:

1. **anatômica**: divisão segundo a estrutura acometida pelo processo patológico;
2. **etiológicas**: classe que diz respeito ao agente causador da doença;
3. **funcionais**: categoria cujo critério são as alterações que a doença provoca no funcionamento do organismo.

Para elucidarmos esses conceitos, vale recorrermos a alguns exemplos. A pneumonia é uma doença infecciosa (etiologia) que atinge o parênquima pulmonar (estrutura anatômica) e causa restrições à expansibilidade alveolar (função); a asma é uma doença inflamatória (etiologia) que afeta as vias aéreas condutoras (estrutura anatômica) e limita o fluxo aéreo (função).

Outro ponto que merece atenção especial: a depender da estrutura acometida pela doença respiratória, sempre haverá algum prejuízo funcional. Por exemplo, quando uma doença afetar as vias aéreas condutoras intratorácicas, como traqueia, brônquios e bronquíolos, ocorre hipersecreção de muco, broncoespasmo e/ou edema de mucosa. Essas três condições, juntas ou não, interferem na mecânica respiratória, uma vez que limitam o fluxo aéreo e, consequentemente, o processo de ventilação alveolar. Quando uma doença atinge os alvéolos, ocorre um processo inflamatório cujo edema característico aumenta a tensão superficial do líquido alveolar, favorecendo a redução da expansibilidade dos alvéolos. Por sua vez, quando a doença atinge o interstício pulmonar, o edema inflamatório aumenta a espessura da barreira alvéolo-capilar e dificulta a difusão do oxigênio, o que pode resultar em hipoxemia.

No Quadro 5.1, a seguir, esquematizamos a classificação das doenças que atingem o sistema respiratório.

Quadro 5.1 – Classificação das doenças do sistema respiratório

Doenças	Classificação		
	Estrutura anatômica	Agente etiológico	Alteração funcional
Pneumonia	Parênquima pulmonar	Vírus, bactérias e fungos	Restritiva
Tuberculose	Parênquima pulmonar	Bactérias	Restritiva
Bronquite crônica	Traqueia/brônquios	Inalantes químicos	Obstrutiva

(continua)

(Quadro 5.1 – conclusão)

Doenças	Classificação		
	Estrutura anatômica	Agente etiológico	Alteração funcional
Bronquite asmática	Brônquios/ bronquíolos	Alérgenos	Obstrutiva
Enfisema pulmonar	Alvéolos	Inalantes químicos	Obstrutiva
Carcinoma broncogênico	Brônquios	Neoplásicos	Obstrutiva
Derrame pleural	Pleuras	Infecciosas, traumáticas	Restritiva
Pneumoconiose	Parênquima pulmonar	Substâncias inorgânicas	Restritiva
Fibrose cística	Traqueia, brônquios e bronquíolos	Genética	Obstrutiva

Além da classificação, cumpre apresentar alguns aspectos histológicos do sistema respiratório relacionados às doenças.

O sistema respiratório conta com uma zona condutora e uma zona respiratória. O revestimento interno (Figura 5.1) da zona condutora é formado por um epitélio pseudoestratificado constituído por células ciliadas, células caliciformes e glândulas submucosas. Tais glândulas produzem o muco que é armazenado nas células caliciformes, as quais, por sua vez, liberam quantidades controladas desse muco na superfície interna da via aérea condutora. A função do muco é conter as substâncias nocivas que adentraram o sistema respiratório e que não foram retidas pela depuração nasal. As células ciliadas trabalham movimentando os cílios no sentido caudal-cranial até excitar receptores de tosse localizados no terço proximal da traqueia. Assim, quando a pessoa tosse ou pigarreia, expectora o muco com os agentes nocivos. Esse processo ocorre o tempo todo, e muitas vezes passa desapercebido.

Figura 5.1 – Composição do epitélio traqueobrônquico (zona condutora)

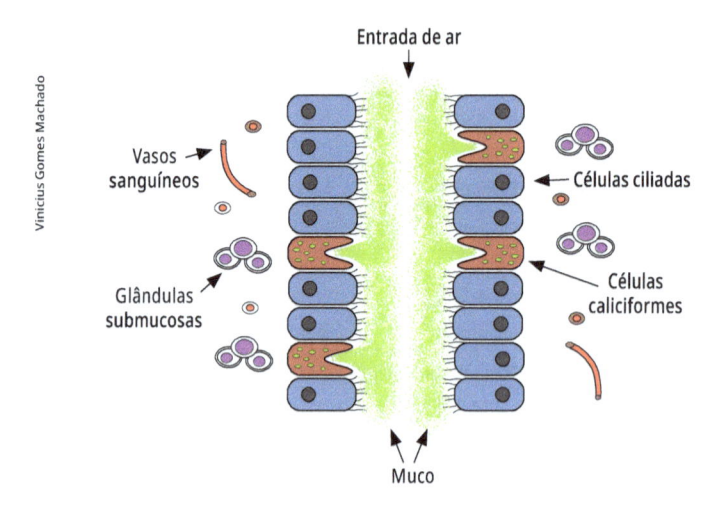

No Quadro 5.2, apresentamos a divisão anatômica funcional do sistema respiratório com as respectivas constituições celulares e funções.

Quadro 5.2 – Tipos de células e suas funções correspondentes no sistema respiratório

	Constituição celular	Função
Zona condutora	Células ciliadas	Movimentar o muco
	Células caliciformes	Armazenar o muco
	Glândulas submucosas	Produzir o muco
Zona respiratória	Pneumócitos tipo I	Fazer difusão gasosa
	Pneumócitos tipo II	Produzir surfactante
	Macrófagos alveolares	Fagocitar substâncias

Essa fundamentação é indispensável para se compreender os mecanismos fisiopatológicos de algumas doenças que atingem a via condutora, como asma, FC, bronquite crônica e bronquiectasia.

O **parênquima pulmonar** corresponde à parte do órgão que determina sua função. É composto de bronquíolos respiratórios, alvéolos e interstício pulmonar. Algumas doenças atingem essa região e acometem o processo de troca gasosa, seja por reduzir a superfície de troca, seja por aumentar a espessura da barreira alvéolo-capilar.

Figura 5.2 – Sistema respiratório humano: visão global e do parênquima pulmonar

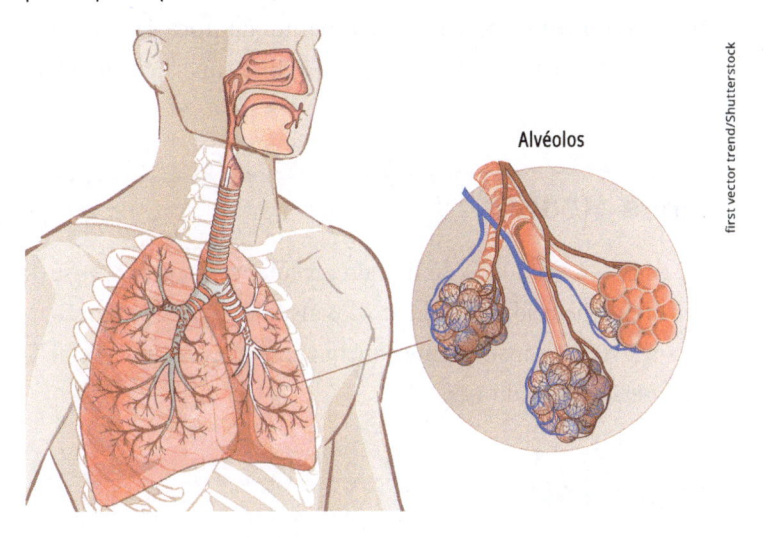

E como isso acontece? O interior dos alvéolos é constituído por um conjunto de três tipos de células recobertas por uma fina camada de líquido alveolar. A água, que compõe mais de 95% desse líquido, exerce uma tensão superficial que induz o fechamento dos alvéolos. No entanto, células alveolares do tipo II (pneumócitos) produzem uma substância conhecida como *surfactante*, a qual é capaz de minorar a tensão superficial do líquido alveolar, reduzindo a pressão de fechamento. Entretanto, quando um mecanismo patológico se instala nessa região dos pulmões, um processo inflamatório se inicia, gerando um edema que, naturalmente, é caracterizado pelo extravasamento hídrico dos capilares alveolares. Esse transbordamento pode até mesmo atingir o interstício, o que aumenta a espessura da barreira alvéolo-capilar; pode também se acumular no interior dos alvéolos, aumentando a tensão superficial em seu interior e, com efeito, induzir o colabamento alveolar. Com isso, as duas situações concomitantes e ocasionadas pelo processo inflamatório parenquimatoso interferem diretamente em dois determinantes da troca gasosa: (i) a espessura da barreira alvéolo-capilar e (ii) a superfície de troca gasosa.

Fique atento!

Quando a quantidade de líquido alveolar aumenta, tem-se uma tendência ao colabamento dos alvéolos, pois a produção de surfactante é insuficiente para quebrar a tensão superficial da interface líquido-gás.

Importante!

Determinantes da troca gasosa
- **Gradiente de concentração**: quanto maior for a diferença de concentração entre dois meios, maior será a difusão, e vice-versa.
- **Superfície de troca**: quanto maior for a superfície de troca, maior será a difusão, e vice-versa.

- **Espessura da membrana alvéolo-capilar**: quanto maior for a espessura da barreira, menor será a difusão, e vice-versa.

Tendo estabelecido as relações anátomo-patológicas envolvidas no funcionamento do sistema respiratório, podemos tratar com mais clareza do desenvolvimento das doenças que acometem esse sistema. Nessa ótica, com o intuito de facilitar o entendimento das informações referentes à fisiopatologia das principais doenças respiratórias, adotaremos duas categorias: (i) doenças obstrutivas e (ii) doenças restritivas.

5.2 Doença pulmonar obstrutiva crônica

A DPOC é uma doença crônica dos pulmões caracterizada por uma limitação progressiva do fluxo aéreo, não totalmente reversível e que está associada a uma resposta inflamatória anormal dos pulmões diante da inalação de partículas ou gases nocivos. Seus principais fatores de risco são: fumaça de cigarro; poeiras ocupacionais; irritantes químicos; poluição ambiental; e infecções respiratórias graves e recorrentes na infância.

A exposição prolongada à fumaça do cigarro tem sido apontada como o principal fator de risco para a DPOC. Inicialmente, essa enfermidade provoca um processo inflamatório crônico que acarreta modificações estruturais no epitélio traqueobrônquico e, posteriormente, destrói o parênquima pulmonar. A DPOC costuma ser dividida em duas doenças, conforme a predominância das alterações estruturais: (i) bronquite crônica e (ii) enfisema pulmonar.

Para explicar o desenvolvimento da DPOC, tomemos como exemplo o hábito crônico de fumar.

Curiosidade

O cigarro é constituído por mais de 4.700 substâncias tóxicas e cancerígenas, entretanto três delas têm relação direta com o desenvolvimento da DPOC: nicotina, monóxido de carbono e alcatrão. A nicotina está relacionada ao vício químico, estando vinculada às mudanças de comportamento que levam o indivíduo a permanecer fumando. O monóxido de carbono, produto da combustão, prejudica o transporte de oxigênio pelas hemácias, uma vez que sua ligação com a hemoglobina é irreversível, o que impede esta molécula de carregar o oxigênio para as células do corpo. Já o alcatrão é altamente tóxico e gradativamente se acumula nas células que revestem o epitélio traqueobrônquico e alveolar.

5.2.1 Fisiopatologia da DPOC

Por se tratar de uma substância nociva, ao entrar na via aérea, o alcatrão é retido no muco da via aérea condutora, em uma tentativa de o sistema respiratório impedir seu deslocamento aos alvéolos. Com a continuidade do hábito tabágico, o alcatrão ultrapassa a barreira mucosa e começa a se acumular no interior das células ciliadas. Ao longo do tempo, esse acúmulo se torna tão acentuado que as células ciliadas não conseguem mais sobreviver devido à intoxicação, e desencadeiam o mecanismo de morte programada, a apoptose. O mecanismo de morte celular programada libera fatores de crescimento que induzem a proliferação das células caliciformes, cujo potencial mitótico é bem maior do que o das células ciliadas. Além disso, a morte do epitélio ciliado produz algumas citocinas que excitam excessivamente as glândulas submucosas a produzir mais muco.

Há, pois, uma coerência no processo patológico instituído, porque o aumento do trabalho das glândulas submucosas eleva a produção do muco que, de alguma forma, deve ser armazenado. Talvez isso explique a proliferação das células caliciformes. Por conta dessas modificações, ocorre uma substituição gradativa do epitélio ciliado por um epitélio escamoso constituído por células caliciformes. Esse mecanismo se configura como um processo inflamatório crônico e progressivo no interior dos brônquios – daí o nome *bronquite crônica*.

Então, observa-se o desenvolvimento do primeiro sintoma dessa doença: a hiperprodução de muco nas vias aéreas condutoras. O excesso de muco e a perda de parte das células ciliadas fazem os brônquios serem paulatinamente obstruídos, dificultando a passagem de ar por causa do aumento da resistência das vias aéreas. Esse processo deve ser compensado e, para isso, o mecanismo de tosse é ativado com bastante frequência e se torna um dos sintomas mais característicos da bronquite crônica.

Mesmo apresentando tais sintomas, o fumante crônico muitas vezes não consegue parar de fumar, porque o vício está instituído em seu organismo e é mais forte do que seu receio de sofrer com a doença. Portanto, a continuidade do hábito de fumar permite que o alcatrão, que destruiu o epitélio traqueobrônquico, alcance os alvéolos. Isso porque o mecanismo de contenção anterior não mais funciona adequadamente.

Nos alvéolos, o alcatrão inicialmente é fagocitado pelos macrófagos alveolares, mas o indivíduo continua inalando mais e mais alcatrão. À medida que fagocitam as substâncias estranhas, nocivas e tóxicas, os macrófagos liberam citocinas que acarretam a proliferação de leucócitos, especialmente neutrófilos e monócitos. Os neutrófilos, ao atingirem os alvéolos, começam seu trabalho de defesa orgânica, liberando enzimas proteolíticas para destruir o agente agressor. Todavia, esse evento também prejudica as células que constituem o epitélio alveolar, causando progressivamente a morte delas.

Além disso, algumas das enzimas proteolíticas, especialmente a elastase, têm a propriedade de destruir a elastina presente no interstício pulmonar. Nesse cenário, o fígado e os pneumócitos tipo I, em condições normais, sintetizam e liberam a enzima alfa-1 antitripsina (antielastase), que bloqueia a ação das elastases. Diante de um processo inflamatório intenso e contínuo, mediado pelos neutrófilos, os pneumócitos tipo I e os hepatócitos não conseguem compensar o desequilíbrio entre a elastase e a antielastase. Então, a destruição elástica do pulmão se principia.

A Figura 5.3, a seguir, evidencia as alterações na estrutura do sistema respiratório provocadas pela bronquite crônica e pelo enfisema pulmonar.

Figura 5.3 – Alterações patológicas da estrutura dos pulmões determinadas por bronquite crônica e enfisema pulmonar

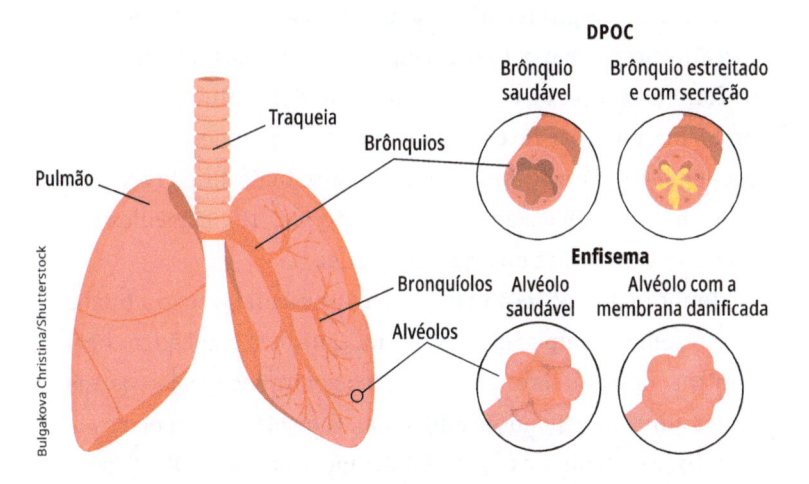

Os monócitos atraídos pelas citocinas macrofágicas, ao saírem da corrente sanguínea, transformam-se em novos macrófagos, com a função de aumentar o potencial fagocitário no ambiente alveolar que, além do alcatrão, passa a conter proteínas degradadas e células alveolares e neutrofílicas morrendo no parênquima pulmonar. Instaura-se, então, um caos no interior dos alvéolos. O que descrevemos nada mais é do que um processo inflamatório crônico que teve início com os brônquios e os bronquíolos e se disseminou para os alvéolos.

Quando a destruição elástica ocorre no parênquima, surge o enfisema pulmonar, que corresponde à perda da propriedade elástica dos pulmões e ao aumento da complacência alveolar. Isso significa que os alvéolos se distendem com maior facilidade e perdem a capacidade de recuo elástico, o que obviamente provoca um aprisionamento aéreo na zona respiratória. Esse mecanismo patológico, desde as modificações do epitélio traqueobrônquico até a destruição elástica dos pulmões, leva algumas décadas, mas, uma vez instalado, não pode ser revertido.

Portanto, os profissionais da saúde, conhecendo melhor esse mecanismo, podem pensar em alguma estratégia que sensibilize os fumantes a parar de fumar, pois até determinado ponto, o problema pode ser reversível. Entretanto, quando as modificações epiteliais começam a surgir, torna-se mais difícil corrigir o problema, e quando a destruição se processa, não há medida que regenere a estrutura do órgão acometido.

Embora a explicação tenha sido apresentada tendo o tabagismo como exemplo, os mesmos mecanismos patológicos ocorrem ante outros fatores de risco, como poeiras ocupacionais, inalantes químicos e poluição ambiental. O objetivo de recorrermos ao tabagismo como exemplo foi demonstrar que a DPOC pode ser uma condição clínico-patológica totalmente evitável e, com isso, estimular o acadêmico ou profissional da saúde a pensar sobre esse assunto, pois se trata de um dos maiores problemas de saúde pública em todo o mundo.

5.2.2 Manifestações clínicas da DPOC

Pacientes portadores de DPOC têm sinais e sintomas cuja manifestação decorre das fases de desenvolvimento da doença. Inicialmente, os sintomas são característicos da bronquite crônica, os quais evoluem para enfisema pulmonar. Alguns pacientes podem apresentar apenas sintomas da bronquite crônica, sem que ela evolua para o enfisema. Outros, por sua vez, manifestam somente sintomas de enfisema, isto é, sem sinais de bronquite crônica. Os motivos para essa diferenciação não são conhecidos. Talvez estejam vinculados a características genéticas que determinam a predominância ou suscetibilidade de uma ou outra condição. Todavia, a lógica do mecanismo fisiopatológico da DPOC indica que, primeiramente, há um acometimento da via aérea condutora, para depois ocorrer a destruição do parênquima pulmonar.

Na fase da bronquite crônica, os pacientes apresentam os seguintes sinais e sintomas:

- **hipersecreção de muco**: causada por modificações no epitélio traqueobrônquico, como hipertrofia e hiperplasia das glândulas submucosas e substituição das células ciliadas por células caliciformes;
- **tosse crônica e produtiva**: gerada pela tentativa de compensação do mecanismo de depuração traqueobrônquico que perdeu as células ciliadas;
- **limitação do fluxo aéreo**: determinada pela obstrução da zona condutora pelo excesso de muco;
- **hiperinsuflação dinâmica**: provocada pela limitação do fluxo expiratório, uma vez que a expiração é um processo passivo em condições basais;
- **hipoxemia**: deve-se à redução do processo de ventilação alveolar, que diminui a entrada de oxigênio no sistema respiratório;
- **hipercapnia**: diante da limitação do fluxo expiratório, o dióxido de carbono se acumula na corrente sanguínea;
- **taquidispneia**: induzida pela elevação da concentração de dióxido de carbono no sangue, que excita o centro de controle respiratório no bulbo;
- **fadiga global**: causada pela má oxigenação do sangue, o que compromete a produção de energia biológica no nível sistêmico;

- **hipertensão pulmonar**: provocada pela hiperinsuflação dinâmica, que comprime mecanicamente as artérias, as arteríolas e os capilares alveolares, dificultando o fluxo sanguíneo pulmonar;
- **roncos e sibilos**: a presença de secreção nas vias aéreas provoca o surgimento de roncos e sibilos detectados na ausculta pulmonar.

Mesmo com tais manifestações, o bronquítico crônico, em geral, não consegue parar de fumar. Por conta disso, a doença, progressivamente, evolui para uma fase mais avançada, na qual ocorre a destruição elástica dos pulmões. Nesse momento, o indivíduo tem um enfisema pulmonar, o qual se manifesta com os seguintes sintomas:

- **hiperinsuflação estática**: causada pela destruição das fibras elásticas pulmonares e pelo aumento da complacência alveolar. Isso significa que o ar entra nos pulmões, mas tem enorme dificuldade de sair, ou seja, fica aprisionado na zona respiratória;
- **tórax em "barril"**: modificação estrutural do tórax determinada pelo aprisionamento crônico de ar que altera a conformação da caixa torácica;
- **limitação do fluxo aéreo**: inspiração e expiração são prejudicadas;
- **hipoxemia refratária**: trata-se da redução de oxigênio no sangue não compensado pela suplementação de O_2;
- **hipercapnia**: refere-se ao excesso de gás carbônico no sangue, provocado pela limitação do fluxo expiratório e pela hiperinsuflação;
- **uso de musculatura acessória**: as modificações estruturais da caixa torácica provocam desvantagem mecânica para a

contração do diafragma e dos intercostais externos; com isso, os músculos acessórios são acionados;
- **tosse seca e persistente**: provocada pela irritação crônica das vias aéreas e não acompanhada de muco, pois a evolução da doença já produziu disfunção total do epitélio traqueobrônquico, com destruição das glândulas submucosas e fibrose do epitélio escamoso;
- **dispneia**: ocasionada por dificuldade ventilatória, falta de oxigênio no sangue e excesso de gás carbônico na corrente sanguínea;
- **fadiga global**: causada pela incapacidade de o sistema respiratório oxigenar o sangue e, com efeito, os tecidos do corpo;
- **redução de murmúrio vesicular**: gerada pela redução do volume corrente e pela diminuição da ventilação alveolar;
- **acidose respiratória**: causada pelo acúmulo de dióxido de carbono no sangue, que, ao reagir com a água, forma ácido carbônico;
- **intolerância ao exercício**: provocada por descondicionamento aeróbico, hipoxemia e alterações ventilatórias.

5.3 Bronquite asmática

A asma é uma doença inflamatória crônica caracterizada pela hiper-reatividade das vias aéreas condutoras inferiores (brônquios e bronquíolos) e pela limitação variável ao fluxo aéreo, cuja reversão pode ocorrer espontaneamente ou mediante a administração de medicamentos. Manifesta-se clinicamente por episódios recorrentes de sibilância, dispneia, sensação de "aperto no peito" e tosse particularmente à noite e pela manhã ao despertar. O adjetivo *recorrente* significa que a asma se manifesta em crises. Portanto, há períodos de remissão dos sintomas e, eventualmente, episódios sintomatológicos característicos. Tais crises podem ser desencadeadas pelo contato com o alérgeno ou, simplesmente, devido a alterações emocionais, estresse, exercícios físicos ou modificações climáticas no ambiente. Portanto, a bronquite asmática decorre de uma interação genética com a exposição ambiental a diversos tipos de alérgenos e/ou substâncias irritantes, além de estar relacionada a outros fatores específicos que levam ao desenvolvimento e à manutenção dos sintomas.

Os estímulos asmagênicos comuns incluem pólens, inalantes, alimentos, medicamentos, odores fortes, poluição, infecções, fumaça de cigarro, atividades físicas, ar frio e seco. Quando o indivíduo é exposto ao alérgeno, uma série de eventos fisiopatológicos resulta nos sinais e sintomas clássicos da asma.

Essa enfermidade pode ser classificada de acordo com sua gravidade e etiologia.

Quanto à **gravidade**, pode ser do tipo intermitente, leve, moderada ou grave.

Na **asma intermitente**, os sintomas são insidiosos e normalmente ocorrem menos de uma vez por semana. O portador desse tipo de asma não tem suas atividades escolares, ocupacionais ou de lazer afetadas, pois as crises são ocasionais e controladas com broncodilatadores.

Por seu turno, na **asma leve**, os sintomas aparecem no máximo duas vezes por semana ou quando o indivíduo realiza algum exercício físico. Geralmente, tais sintomas são de curta duração e são rapidamente aliviados com o uso de broncodilatadores. Devido às crises semanais, os portadores desse tipo de asma podem ter suas atividades escolares e/ou laborais prejudicadas. Ainda, esses indivíduos apresentam certa intolerância a atividades físicas moderadas e vigorosas, mas conseguem normalmente realizar tarefas de lazer e exercícios físicos leves.

Já os portadores de **asma moderada** apresentam sintomas mais do que duas vezes por semana, embora estes não sejam contínuos. A duração das crises pode chegar a um dia inteiro, e o uso isolado de broncodilatadores é ineficaz para reverter as crises. Portanto, o asmático moderado também precisa fazer a administração de corticoides associados. Os sintomas noturnos são comuns, e o sono pode ser interrompido em algumas noites por semana. As atividades físicas são prejudicadas, e o absenteísmo no trabalho ou na escola são mais frequentes.

Por fim, na **asma grave**, os sintomas são contínuos e intensos, e as crises representam algum risco de morte por insuficiência respiratória aguda (IRA). Por conta disso, o portador desse tipo de asma frequentemente necessita de internações e do uso de corticosteroides sistêmicos. Os sintomas noturnos são muito comuns e afetam drasticamente a qualidade de vida do indivíduo. As atividades diárias são prejudicadas, incluindo o desenvolvimento escolar, quando em crianças, e o desemprego ou o afastamento do trabalho, em adultos. Os portadores dessa enfermidade continuadamente precisam recorrer ao uso de broncodilatadores e anti-inflamatórios hormonais (corticoides) orais ou parenterais. A função respiratória é bastante lesada, e a intolerância ao exercício físico é evidente, o que leva ao sedentarismo.

Quanto à **etiologia**, a asma pode ser extrínseca ou intrínseca.

A **asma extrínseca** é provavelmente o tipo mais comum. Acredita-se que se apresente em 5-10% das crianças e tem relação direta com questões genéticas hereditárias. O agente ofensor que causa as crises de asma extrínseca vem de uma fonte externa ao corpo e se liga à imunoglobulina E (IgE) nas superfícies dos mastócitos nas vias aéreas, o que resulta na liberação de mediadores químicos que acarretam certas alterações previsíveis na fisiologia das vias aéreas. A histamina é o principal mediador pré-formado liberado durante a reação antígeno/anticorpo, o que origina alterações patológicas dessa doença.

Ainda, a asma extrínseca pode ser subdividida em tópica ou atópica.

Na **asma extrínseca atópica**, os sintomas iniciam na infância. Normalmente, está associada a outras doenças alérgicas, como rinite e sinusite. Os testes alergênicos cutâneos são positivos para inúmeros alérgenos, e no sangue há forte presença de IgE. Durante a crise, o leucograma evidencia o aumento do número de eosinófilos – conhecido como eosinofilia. No entanto, o prognóstico é favorável na gravidade leve ou moderada e, ainda, caso o tratamento de manutenção seja realizado adequadamente.

Por seu turno, a **asma extrínseca tópica**, também conhecida como *asma adquirida*, manifesta-se em adultos e, na maioria das vezes, está relacionada ao trabalho, em virtude da exposição frequente ou contínua a inalantes irritativos químicos ou físicos. Seu portador, em geral, não tem condições alérgicas associadas e, portanto, os testes cutâneos costumam dar negativo. No sangue, o IgE se apresenta em quantidades normais, e a eosinofilia ocorre durante a crise, assim como na asma atópica.

Já a **asma intrínseca** é ocasionada por fatores internos ao corpo e é desencadeada por infecções viróticas e bacterianas do trato respiratório, bem como pela prática de exercícios físicos e por alterações climáticas, como frio e ar seco. Além disso, não se relaciona à exposição alergênica. Grande parte dos indivíduos que apresentam essa condição têm no exercício físico seu principal fator desencadeante. Logo, esse tipo de asma precisa de uma atenção especial pelos fisioterapeutas que oferecem aos pacientes programas de condicionamento e outras formas de exercício moderado ou vigoroso.

Após se exercitar por aproximadamente 6 a 7 minutos a uma frequência cardíaca de cerca de 150-170 bpm, o paciente com asma induzida por exercícios físicos experimenta um início repentino dos sintomas. Com a cessação de tais atividades, surgem os sintomas clássicos da asma. A explicação possível para esse mecanismo reside nas alterações de fluxo aéreo durante a prática, as quais transformam o fluxo laminar em turbulento, gerando uma reatividade brônquica.

No Quadro 5.3, a seguir, listamos as principais diferenças entre os dois tipos de asma.

Quadro 5.3 – Diferenças entre asma extrínseca e asma intrínseca

	Asma extrínseca		Asma intrínseca
	Atópica	Tópica	
Início dos sintomas	Infância	Fase adulta	Após os 25 anos
Sintomas	Variáveis	Associados ao trabalho	Inespecíficos
Condições associadas	Rinite alérgica, sinusite	Nenhuma	Pólipo nasal, rinite, sinusite, bronquite e faringite
Histórico familiar	Forte	Fraco	Médio
Testes cutâneos	Vários positivos	Negativos	Negativos
IgE total	Alta	Normal	Normal
Eosinofilia	Alta durante a crise	Alta durante a crise	Alta e associada à monocitose
Prognóstico	Bom	Bom	Ruim

Outra teoria que justifica o surgimento dos sintomas desse tipo de asma diz respeito à perda do calor e da umidade das vias aéreas logo após o exercício, causando um efeito irritativo nas vias aéreas assim como na asma extrínseca. A diferença é que, neste tipo de asma, a irritação das vias aéreas se dá pelo contato com o agente alergênico externo, e na asma intrínseca, as manifestações irritativas da mucosa brônquica são desencadeadas por fenômenos internos. Além disso, a asma intrínseca está associada a outras condições patológicas, como pólipos nasais, faringite e laringite, diferentemente da asma extrínseca, na qual há forte presença contínua de monócitos (monocitose). Talvez essa distinção seja a mais significativa para o diagnóstico diferencial correto do tipo de asma. Portanto, ela é fundamental para a prescrição da terapêutica de manutenção, bem como da crise e da intercrise.

5.3.1 Fisiopatologia da asma

A exata patogênese da asma ainda não foi totalmente elucidada. Entretanto, há algumas teorias mais consolidadas pela literatura científica. Em geral, duas substâncias relacionadas, chamadas *adenosina monofosfato cíclico* (AMP cíclico) e *guanosina monofostato cíclico* (GMP cíclico), são amplamente responsáveis pelo tônus da musculatura lisa brônquica. Quando os níveis de AMP cíclico estão baixos ou quando os níveis de GMP cíclico estão altos, há maior probabilidade de ocorrer espasmos da musculatura lisa.

Uma das duas teorias envolve o controle da musculatura brônquica pelo sistema nervoso autônomo (SNA). Portanto, tem-se a diminuição da atividade dos receptores β-adrenérgicos e o aumento da atividade dos receptores colinérgicos das vias aéreas, com a liberação de neurotransmissores específicos após o estímulo sensorial irritativo. Isso pode resultar na redução dos níveis de AMP cíclico e no aumento dos níveis de GMP cíclico, causando contração da musculatura lisa brônquica – denominada *broncoespasmo* – e, com efeito, induzindo o surgimento de sinais e sintomas da asma.

Na esteira dessa teoria, a inflamação das vias aéreas condutoras provocada pela relação antígeno/anticorpo consiste em um importante fator causador da hiper-reatividade brônquica. A teoria da inflamação sugere que, em resposta a algum estímulo, mediadores químicos da inflamação são liberados pelos mastócitos presentes na camada submucosa das vias aéreas. Tais mediadores, especialmente as citocinas, fazem outras células, como os neutrófilos, os eosinófilos, os basófilos e os macrófagos, migrarem para as vias aéreas. Essas células migratórias respondem à inflamação local liberando substâncias adicionais que potencializam o mecanismo inflamatório.

A cadeia inflamatória de eventos recém-descrita acarreta o surgimento de um tônus anormal da musculatura lisa e a secreção excessiva de muco – razões comuns aos eventos fisiopatológicos da asma. As causas de obstrução das vias aéreas e de seus efeitos estão apresentadas no Quadro 5.4, a seguir. Além disso, na Figura 5.4, observe quadros diferentes da obstrução brônquica característica da asma. O brônquio da direita tem aspecto normal; o do meio se encontra com hipertrofia mucosa; e o da direita apresenta um broncoespasmo.

Quadro 5.4 – Causas de obstrução das vias aéreas determinadas pela bronquite asmática

OBSTRUÇÃO DAS VIAS AÉREAS EM ASMÁTICOS		
Causas	Agentes	Efeitos
Edema de mucosa	Histamina, serotonina	Aumento de permeabilidade vascular e extravasamento de líquidos.

(continua)

(Quadro 5.4 – conclusão)

OBSTRUÇÃO DAS VIAS AÉREAS EM ASMÁTICOS		
Hipersecreção de muco	Prostaglandina e citocina	Excitação das glândulas submucosas e aumento da atividade das células caliciformes.
Broncoespasmo	Leucotrieno, AMP cíclico e GMP cíclico	Contração da musculatura lisa de brônquios e bronquíolos.

Figura 5.4 – Graus de obstrução característicos da bronquite asmática

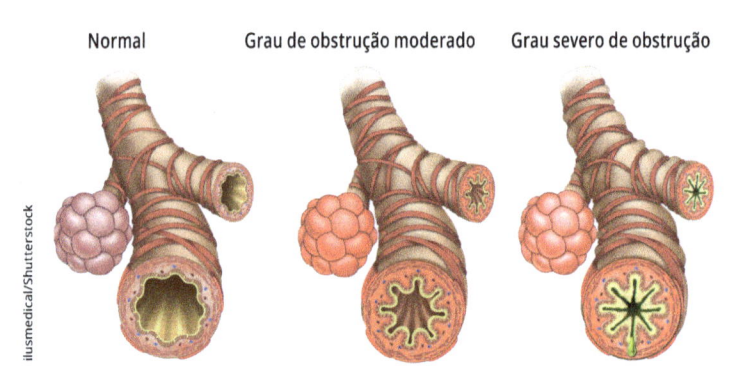

Normal   Grau de obstrução moderado   Grau severo de obstrução

Preste atenção!

O processo inflamatório induzido pela inalação do alérgeno faz os mastócitos liberarem histamina, que tem efeito de vasodilatação e acarreta o aumento da permeabilidade vascular. Consequentemente, ocorre uma facilitação à proliferação celular e o extravasamento de plasma para a mucosa brônquica. Além disso, as células lesadas levam à formação de leucotrienos, cujo efeito incorre diretamente na musculatura lisa, causando broncoconstrição, além de atuarem como mediadores quimiotáticos para a atração de mais células sanguíneas de defesa. As prostaglandinas também são produzidas no local da irritação brônquica e potencializam a ação dos outros mediadores químicos, além de causarem um efeito direto nas glândulas submucosas, favorecendo a hiperprodução de muco. Nesse sentido, a obstrução das vias aéreas observada nos pacientes asmáticos ocorre devido ao edema de mucosa, à hipersecreção de muco e ao broncoespasmo. Dessa forma, o paciente manifesta dificuldades quanto ao fluxo expiratório e, com efeito, experimenta crises, as quais podem induzir um quadro de hiperinsuflação dinâmica.

5.3.2 Manifestações clínicas da asma

Os sinais e os sintomas da asma estão relacionados à crise aguda ou ao período intercrise. A magnitude dos sintomas está obviamente vinculada à gravidade da asma. Eles serão mais intensos conforme a severidade da obstrução das vias aéreas causada pela combinação de espasmo da musculatura, secreções mucosas e edema da parede brônquica. Na crise de asma, o paciente geralmente apresenta os seguintes sintomas: dispneia progressiva; taquipneia; sibilância; taquicardia; tosse inicialmente seca e progressivamente produtiva; sensação de "aperto no peito"; uso de músculos acessórios; tiragens intercostais e supraventriculares; batimentos de asas nasais; cianose periférica; alteração do nível de consciência, a depender da severidade da crise; e fadiga global.

Na Figura 5.5, a seguir, visualizam-se as três determinantes principais para a obstrução das vias aéreas em asmáticos: (i) o edema de mucosa, (ii) a hipersecreção de muco e (iii) o broncoespasmo. São eles que induzem as manifestações clínicas características da crise.

Figura 5.5 – Mecanismo de desenvolvimento da dispneia e aumento de trabalho respiratório na asma

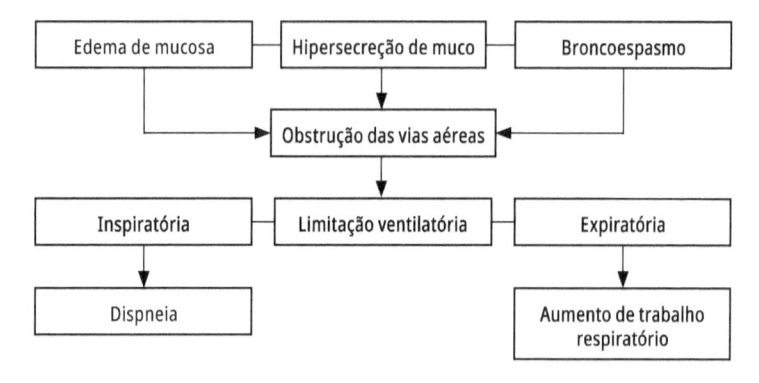

```
┌─────────────────┐   ┌──────────────────────┐   ┌───────────────┐
│ Edema de mucosa │──▶│ Hipersecreção de muco│──▶│ Broncoespasmo │
└─────────────────┘   └──────────┬───────────┘   └───────────────┘
         │                       ▼                       │
         │            ┌───────────────────────┐          │
         └───────────▶│ Obstrução das vias aéreas │◀─────┘
                      └───────────┬───────────┘
                                  ▼
┌─────────────┐   ┌───────────────────────┐   ┌─────────────┐
│ Inspiratória│◀──│ Limitação ventilatória│──▶│ Expiratória │
└──────┬──────┘   └───────────────────────┘   └──────┬──────┘
       ▼                                             ▼
┌─────────────┐                              ┌─────────────────────┐
│   Dispneia  │                              │ Aumento de trabalho │
└─────────────┘                              │    respiratório     │
                                             └─────────────────────┘
```

O sibilo geralmente é agudo e pode ocorrer nas fases expiratória e inspiratória da respiração. A dispneia, na maioria das vezes, está associada à taquipneia, conforme o paciente tenta manter uma ventilação minuto em face da severa obstrução expiratória. As vias aéreas normalmente se expandem durante a inspiração, para permitir o influxo de ar. Entretanto, o estreitamento da via aérea é acentuado pela obstrução, o que impede a expiração normal. O gás que não pode ser expirado começa a se acumular nos pulmões, com consequente hiperinsuflação. Esta se caracteriza fisicamente pelo aumento ântero-posterior do tórax, o que limita o movimento das costelas na inspiração. Esse mecanismo acarreta um achatamento do diafragma, dificultando a contração desse músculo. Assim, o acionamento dos músculos acessórios da respiração é induzido.

No período intercrise, é comum que o paciente manifeste sintomas como cansaço físico, indisposição, sonolência, depressão, fraqueza muscular e dispneia ao empreender pequenos esforços. Portanto, o tratamento da asma envolve condutas para resolver os sintomas da crise e da intercrise (tratamento de manutenção), a fim de que o portador suporte com mais conforto os episódios de agudização.

Para avaliar o paciente asmático, é preciso averiguar como os sintomas se apresentam, bem como investigar quais são os fatores desencadeantes e os atenuantes. Além disso, é essencial proceder a uma avaliação da função respiratória por meio da espirometria e da monitorização contínua do pico de fluxo expiratório, com a intenção de determinar o grau de obstrução das vias aéreas, especialmente no período intercrise. É importante que as condutas terapêuticas medicamentosas ou reabilitativas foquem, respectivamente, na reversão da obstrução das vias aéreas e na redução do trabalho respiratório. Nesse sentido, a fisioterapia tem um papel fundamental tanto para reduzir o trabalho respiratório quanto para aprimorar a função ventilatória, corrigindo a troca gasosa, o processo de ventilação e o controle do fluxo aéreo, bem como oferecendo suporte ventilatório em casos de IRA.

5.4 Fibrose cística

A FC, ou mucoviscidose, é um distúrbio genético autossômico recessivo letal muito comum nos caucasianos. Configura-se por anormalidades generalizadas nas glândulas exócrinas, com ênfase particular às glândulas submucosas brônquicas, às células exócrinas do pâncreas e às glândulas sudoríparas. Essa enfermidade ainda não tem cura, mas o diagnóstico e o tratamento precoces melhoram a qualidade de vida dos pacientes.

Importante!

No organismo humano, existem glândulas endócrinas e exócrinas. As primeiras liberam hormônios que são lançados na corrente sanguínea, atuam longe do local de origem e têm efeitos sistêmicos. Por seu turno, exócrinas permanecem conectadas ao epitélio por ductos e expelem sua secreção para cavidades de órgãos ou na superfície do corpo. As substâncias produzidas por tais glândulas não são disparadas na corrente sanguínea e, portanto, seus efeitos são mais localizados. Como exemplos, citamos as glândulas sudoríparas, sebáceas e submucosas. Estas últimas estão presentes em vários órgãos, como o pâncreas.

As manifestações clínicas da FC decorrem da disfunção de uma proteína denominada *reguladora da condutância transmembranar de fibrose cística* (em inglês, *cystic fibrosis transmembrane conductance regulator* – CFTR). A codificação para a produção dessa proteína é regulada por um gene situado no braço longo do cromossomo 7. Com a mutação genética, ela é produzida com defeitos e, por isso, não é capaz de exercer seu efeito de canal regulador do cloro transmembranar. Em condições normais, a proteína é encontrada na membrana apical de células epiteliais do trato respiratório, de glândulas submucosas, do pâncreas exócrino, do fígado, dos ductos sudoríparos e do trato do sistema reprodutivo.

Em tais locais, a principal função dessa proteína é agir como canal de cloro, regulando o balanço entre íons e água através do epitélio, especialmente nas mucosas. De tal modo, estas precisam ser permanentemente hidratadas para se manterem permeáveis e funcionais. Nos portadores de FC, o defeito genético no cromossomo 7, herdado do pai e da mãe, acarreta alteração na transcrição dessa proteína, o que impede a regulação hídrica dos epitélios e das mucosas no corpo. Embora o problema básico seja o mesmo, o impacto da proteína CTFR defeituosa difere de um órgão para outro.

A FC associa-se à maioria dos casos de doença pulmonar crônica grave e bronquiectasia em crianças, além de maiores taxas de morbimortalidade de seus portadores. Essa enfermidade era considerada um distúrbio pediátrico caracterizado por baixa expectativa de vida. No entanto, graças aos avanços no tratamento e no diagnóstico precoces, ela vem deixando de ser tão letal. Isso significa que também passou a afetar jovens e adultos.

Na sequência deste capítulo, abordaremos com mais ênfase as alterações ocasionadas pela doença, principalmente no sistema respiratório, que levam a disfunções ventilatórias e, consequentemente, interferem na qualidade de vida dos pacientes. O acometimento respiratório nos portadores da FC é, sem dúvidas, a principal causa de internações frequentes em terapia intensiva, devido à IRA.

5.4.1 Fisiopatologia da FC

Nos seres humanos, o sistema respiratório produz diariamente cerca de 150 mL de muco, o qual se distribui por todo o epitélio das vias aéreas condutoras. Esse muco é constituído essencialmente por 95% de água associada a proteínas, glicopeptídeos e alguns eletrólitos que conferem viscoelasticidade ao composto. Na FC, o defeito da proteína que regula a hidratação das mucosas interfere diretamente na quantidade de água que compõe esse muco. Esse evento torna as secreções mais viscosas, o que impede sua movimentação normal. O aumento da viscosidade do muco se associa à obstrução das vias aéreas e dos ductos de outros órgãos, como pâncreas, intestino, fígado, testículos e ovários.

Por se tratar de um composto rico em proteínas e sais minerais, o muco é um meio favorável à proliferação de microrganismos quando não continuadamente renovado. Na FC, o fato de o muco ser mais viscoso dificulta sua renovação e hidratação e, com efeito, eleva as chances de proliferação de bactérias e fungos. Dessa forma, a criança portadora de FC frequentemente desenvolve infecções do trato respiratório que afetam drasticamente a função pulmonar. O aumento da viscosidade do muco em outros órgãos causa: constipação intestinal; sinusite crônica; prolapso retal; esterilidade; esteatorreia; e cirrose hepática. Logo, essa doença gera efeitos sistêmicos determinados pela alteração na produção e constituição do muco.

A condição patológica associada à FC quase sempre está relacionada aos efeitos da obstrução da porção especifica do órgão do qual as secreções exócrinas são liberadas. No pâncreas, formam-se ductos dilatados obstruídos com tecido fibroso e inflamatório. Com a evolução da doença, as porções exócrinas do pâncreas passam a ser obstruídas por gorduras e fibrose. As lesões pulmonares geralmente começam com pneumonia no neonato, ou bronquiolite aguda no lactente. Muitos pediatras acreditam que um lactente com mais de um episódio de pneumonia bacteriana deve ser considerado de risco para a FC. Tais infecções agudas estão vinculadas ao fechamento completo das vias aéreas pequenas por exsudato inflamatório e secreções brônquicas anormais.

Com o crescimento da criança, os episódios de infecção aguda geralmente ficam mais frequentes, e a infecção e as respostas inflamatórias passam a ser crônicas. Na FC, as características patológicas das lesões pulmonares crônicas são semelhantes às da bronquite crônica no adulto. A hipertrofia e a hiperplasia das glândulas mucosas são aparentes. O aumento da produção de muco resulta em grandes quantidades de secreção e extraordinária obstrução das vias aéreas. Um concomitante aumento da infecção crônica nas vias aéreas e o desenvolvimento de bronquiectasia são comuns em adolescentes e adultos com FC. A bronquiectasia induz a produção de secreção, assim como a obstrução das vias aéreas e hemoptise, a qual pode ser intensa e, muitas vezes, tem um prognóstico negativo.

Na Figura 5.6, está ilustrado o processo de obstrução brônquica devido ao excesso de produção de muco e seu consequente espessamento, que dificulta a eliminação.

Figura 5.6 – Obstrução das vias aéreas de um brônquio na FC

- Parede da via aérea
- Uma fina camada de muco reveste as paredes das vias aéreas
- Vias aéreas dilatadas
- Um muco espesso e pegajoso obstrui as vias aéreas
- Presença de sangue no muco
- Infecção bacteriana

Vias aéreas normais | Vias aéreas afetadas por FC

robgooo/Shutterstock

5.4.2 Manifestações clínicas da FC

Diante do problema na proteína CTFR, os portadores de FC têm dificuldade de hidratar as mucosas. Com isso, manifestam inúmeros sinais e sintomas referentes à obstrução das vias aéreas e dos ductos de glândulas exócrinas em todo o corpo.

No recém-nascido, o primeiro sintoma é o íleo meconial, que consiste no aumento excessivo da viscosidade do mecônio ainda presente nas alças do intestino delgado, provocando dor abdominal intensa e dilatação do abdome, e podendo causar a perfuração das alças intestinais, o que agrava o problema. Além disso, vários outros sintomas vão surgindo à medida que o recém-nascido se desenvolve. É comum que a criança portadora dessa enfermidade manifeste tosse produtiva, hipersecreção de muco, dispneia, taquipneia, hipercapnia, hipoxemia, intolerância ao exercício e fadiga global. Ainda, devido às infecções respiratórias e digestórias frequentes, outros sinais podem aparecer, como febre, náuseas, vômito, diarreia e esteatorreia (fezes gordurosas).

Curiosidade

A FC é uma doença conhecida há muito tempo. Como, antigamente, não havia tecnologias e estudos científicos suficientes, seu diagnóstico era feito de um modo que hoje seria considerado "nojento". Á época, os médicos suspeitavam da doença quando o recém-nascido apresentava um sintoma conhecido como *íleo meconial*, caracterizado pela permanência do mecônio no interior do intestino, o qual deveria ser eliminado nas primeiras horas ou dias após o nascimento. Quando esse problema era detectado, a suspeita da doença era confirmada quando o médico "lambia" a pele da criança, especialmente nas axilas, na virilha e no períneo. A ideia era sentir o gosto do suor, que, em portadores de FC, é extremamente salgado, uma vez que as glândulas sudoríparas não absorvem adequadamente o sódio por conta de um problema na proteína reguladora da condutância do cloro.

A dificuldade gerada pelo defeito na CTFR também impede a absorção adequada de água pelo trato digestório, o que faz a criança experimentar frequentes episódios de desidratação. Ainda, o acúmulo de muco nos seios sinusais causa sinusite crônica caracterizada por cefaleia, rinite, coriza e dificuldade de respirar. Com o estabelecimento da infecção crônica associada à doença, a obstrução passa a ser mais generalizada e menos reversível, além de acarretar alterações fisiológicas óbvias. A total obstrução comumente leva à atelectasia, ou perda da insuflação pulmonar. Quando é apenas parcial, o excesso de secreção age como um mecanismo de válvula que permite ao ar entrar no pulmão, mas não sair dele, condição que causa hiperinsuflação dinâmica.

A falta de ventilação apropriada que acompanha a atelectasia e a hiperinsuflação normalmente leva à má ventilação de certas regiões do pulmão, mas com perfusão normal. O resultante desencontro da relação entre ventilação e perfusão causa hipoxemia, uma vez que em determinadas regiões o fluxo sanguíneo pulmonar é incapaz de realizar a troca gasosa. A hipoxemia, que se acentua com o passar dos anos, é um forte estímulo para a vasoconstrição arterial pulmonar. Essa constrição causa hipertensão pulmonar e, quando severa, gera, ao passar dos anos, a *cor pulmonale* (também conhecida como *insuficiência ventricular direita*).

Em virtude da extrema variabilidade na apresentação da FC, seus diversos sintomas pulmonares podem surgir em combinações distintas ou, até mesmo, não se apresentarem. Os sinais e sintomas iniciais da doença são taquipneia, dispneia, tosse, sibilo e febre no lactente que desenvolve pneumonia. Após o estabelecimento da doença, os sinais e sintomas característicos passam a ser a tosse crônica e uma copiosa produção de muco espesso e purulento. O paciente manifesta sibilos e crepitações em varias regiões do tórax, além de taquipneia, dispneia e pigarro. A aparência física do paciente é caquética e decorre da insuficiência pancreática, do extremo gasto de calorias na tosse e na respiração, assim como da dificuldade de o trato gastrointestinal absorver os alimentos.

O portador dessa enfermidade apresenta tórax "de barril" decorrente da hiperinsuflação e é alérgico, muitas vezes anoréxico e cianótico – quando a hipoxemia é severa. As modificações radiográficas podem incluir retenção de ar e aumento das marcas brônquicas, em um padrão de "favo de mel". Áreas definidas de atelectasia não são incomuns e representam uma importante complicação da doença. Além disso, surgem áreas de pneumonia intermitente, e se observa um aumento cardíaco quando a insuficiência do ventrículo direito é estabelecida. Ainda, o excesso de secreção facilita a infecção secundária, a qual pode causar pneumonia, bronquiolite ou bronquite. Essa infecção, geralmente causada por *Staphylococcus aureus* ou *Pseudomonas aeruginosa*, passa a ser crônica e acarreta bronquiectasia, pneumotórax, hemoptise e, por fim, *cor pulmonale* e IRA.

A hipóxia tecidual periférica determinada pelas alterações ventilatórias e pela hipoxemia crônica altera a estrutura dos dedos das mãos e dos pés, condição denominada *baqueteamento digital*.

5.5 Bronquiectasia

A bronquiectasia é uma dilatação anormal e irreversível de um ou mais brônquios. Pode ocorrer após infecção, aspiração de substâncias estranhas, tumores ou diante de anormalidades do sistema imunológico. Além disso, distúrbios genéticos graves quase sempre estão associados a essa enfermidade, especialmente em pessoas suscetíveis ao carcinoma broncogênico, nos portadores de FC e em pacientes com síndrome de Kartagener. As anormalidades na remoção de secreções pelos movimentos mucociliares são comuns em cada um desses distúrbios e, provavelmente, causam a inflamação localizada que resulta na bronquiectasia.

Curiosidade

A síndrome de Kartagener é uma doença autossômica recessiva rara caracterizada por problemas como pansinusite crônica, bronquiectasia, discinesia ciliar e *situs inversus* com dextrocardia (coração do lado direito). Nessa síndrome, os cílios que compõem as células do epitélio traqueobrônquico se movem de forma contrária (discinesia ciliar). Portanto, em vez de se movimentarem no sentido caudal-cranial (de baixo para cima), movem-se de cima para baixo, isto é, "jogam" o muco das vias aéreas mais proximais para as vias mais distais. Isso significa que, em vez de eliminarem o muco, os portadores dessa doença acumulam-no excessivamente. Com isso, desenvolvem inúmeros problemas relacionados à obstrução total ou parcial das vias aéreas condutoras, incluindo a bronquiectasia.

A patogênese da bronquiectasia está comumente vinculada aos efeitos da inflamação ou da infecção brônquica. O episódio infeccioso gera uma severa reação inflamatória nos brônquios, causando, portanto, uma resposta exsudativa das glândulas secretoras de muco. O resultado desse fenômeno é a produção de secreções viscosas que se acumulam a ponto de obstruírem completamente as vias aéreas distais de pequeno calibre. A combinação entre a obstrução e a secreção de muco associada à resposta inflamatória acarreta o acúmulo de grandes quantidades de secreção nas vias aéreas condutoras distais. Esse acúmulo, além da dificuldade de remoção, ocasiona a dilatação dos bronquíolos afetados, o que, obviamente, impede a passagem de ar para os alvéolos e, consequentemente, gera atelectasia.

A Figura 5.7 ilustra pulmões acometidos por bronquiectasia.

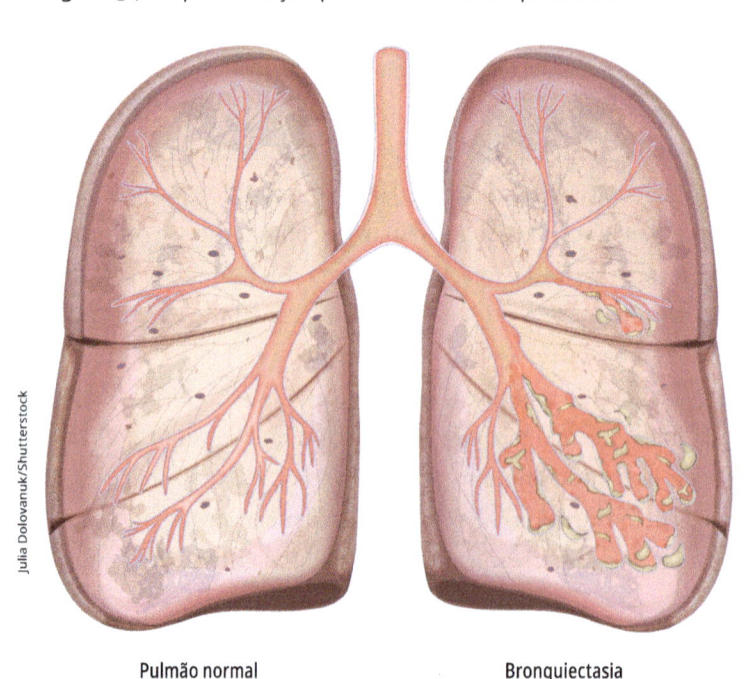

Figura 5.7 – Apresentação pulmonar da bronquiectasia

Pulmão normal   Bronquiectasia

Como o muco é um meio altamente propício para a proliferação de microrganismos, o portador de bronquiectasia é muito suscetível a infecções respiratórias. Considerando esse contexto, o problema passa a ocorrer em uma espécie de ciclo vicioso: a infecção induz a produção de secreção, a qual se acumila em virtude da viscosidade aumentada, e isso favorece o surgimento de outra infecção. Assim, o ciclo continua.

Algumas teorias indicam que a infecção provavelmente interfere na função mucociliar normal, em razão da liberação de mediadores químicos que destroem as células ciliadas ou interferem em sua função, qual seja, mover os cílios. Devido à obstrução, há severas alterações no fluxo aéreo, especialmente na fase expiratória. Em geral, a bronquiectasia, assim como outras doenças obstrutivas, reduz a capacidade residual funcional dos pulmões, interferindo diretamente na capacidade de o indivíduo tossir adequadamente. Sob essa ótica, as mudanças no fluxo expiratório necessário para o paciente tossir corretamente contribuem decisivamente para a compensação das alterações da depuração traqueobrônquica.

O acúmulo de secreção se torna crônico e gradativamente modifica a arquitetura dos brônquios e dos bronquíolos. Á proporção que a doença evolui, além da perda da integridade epitelial, a cartilagem e a musculatura lisa passam a se deteriorar, sendo substituídas por tecido fibroso.

As alterações patológicas características da bronquiectasia estão intimamente relacionadas ao acúmulo de secreção e à lesão obstrutiva. São esses mecanismos que determinam o desenvolvimento das manifestações clínicas e funcionais características da doença. Em seus estágios iniciais, há nenhuma ou pouca anormalidade da função pulmonar. Contudo, com o aumento da obstrução e o surgimento de secreções, os índices de fluxo expiratório diminuem até comprometerem a capacidade residual funcional e o volume de reserva expiratório. Na bronquiectasia, a perfusão e a ventilação pulmonar frequentemente estão severamente reduzidas ou ausentes. Tais alterações acarretam descontrole da relação entre ventilação e perfusão, produzindo uma hipoxemia muitas vezes refratária ao uso de oxigênio suplementar.

Uma peculiaridade da doença é a hipertrofia das artérias brônquicas. Essas pequenas artérias se dilatam em decorrência do aumento da demanda do fluxo sanguíneo brônquico localizado. O alto nível de atividade metabólica, em conjunto com a inflamação crônica e a infecção, requer maior circulação brônquica.

Independentemente da causa subjacente à bronquiectasia, seu sintoma mais comum é tosse crônica produtora de copiosas quantidades de secreção. O aspecto da secreção pode ser mucoide (amarelo-esverdeado) com alta viscosidade. No entanto, quando há uma infecção associada, o aspecto da secreção pode se tornar mucopurulento (amarelo-fosco), altamente viscoso e fétido. Pela alta frequência do mecanismo de tosse aliado à destruição do epitélio brônquico, as secreções ainda podem ser acompanhadas de "rajas" de sangue (hemoptise). A hemoptise pode surgir como um escarro alaranjado ou na forma franca de hemorragia. Ademais, o paciente manifesta episódios de taquidispneia, a qual se acentua após as crises paroxísticas de tosse. Por fim, ocasionalmente observa-se um odor pútrido no hálito do paciente.

A hipoxemia e a hipercapnia também são comuns nos portadores dessa doença, os quais ficam mais vulneráveis a problemas de oxigenação periférica e a acidose respiratória. Alterações no padrão de ausculta respiratória também constituem um importante achado. Os pacientes normalmente apresentam redução de murmúrio vesicular, estertores crepitantes dispersos por várias regiões, roncos, sibilos e sopro tubário. Outra importante descoberta clínica referente a essa enfermidade são as modificações estruturais, as quais são visualizadas por meio de exames de imagem, como radiografia de tórax e tomografia computadorizada.

As alterações radiológicas mais comuns incluem: aumento das silhuetas brônquicas; ingurgitação do hilo pulmonar; hipertransparência pulmonar focal, com áreas de microatelectasias associadas; rebaixamento do diafragma; elevação dos espaços intercostais; e horizontalização das costelas superiores.

5.6 Pneumonia

A pneumonia é uma doença inflamatória do parênquima pulmonar causada por infecção bacteriana, viral ou fúngica ou, ainda, pelo acúmulo de substâncias inorgânicas inaladas cronicamente. Pode ser classificada quanto à etiologia, ao local anatômico de acometimento e ao agente biológico causador.

Com relação à **etiologia**, a pneumonia pode ser:

- **comunitária**: adquirida na comunidade, pelo contato com outras pessoas infectadas ou por infecções do trato respiratório, como gripes e infecções de garganta.
- **nasocomial**: adquirida no ambiente hospitalar, em decorrência de internação prolongada e de VMI. Geralmente, essa forma de pneumonia é mais grave e mais difícil de ser tratada, pois as bactérias presentes no ambiente hospitalar são mais resistentes;
- **ocupacional**: desenvolvida a partir do acúmulo de substâncias inorgânicas inaladas cronicamente no ambiente de trabalho, trata-se de um tipo de pneumonia que não apresenta um processo infeccioso desencadeante, mas sim uma resposta inflamatória aguda, em virtude da inalação das substâncias irritantes.

A pneumonia também pode ser classificada segundo o **local anatômico** em que acomete o pulmão:

- **lobar**: processo pneumônico afeta os alvéolos de um ou mais lobos;
- **intersticial**: a infecção afeta primariamente o interstício pulmonar;
- **broncopneumonia**: atinge os bronquíolos respiratórios ou as regiões mais proximais dos ácinos.

Essa classificação, a princípio meramente didática, tem certa importância clínica. Isso porque a forma de aquisição da pneumonia e o local de acometimento estão relacionados à gravidade da doença. Por exemplo: uma pessoa que contrai pneumonia associada à ventilação mecânica e tem o interstício pulmonar acometido pela doença apresenta um quadro clínico de maior gravidade. Já um indivíduo que adquire broncopneumonia na comunidade em que vive tem menor gravidade de sua condição clínica. No entanto, vale mencionar que esses dois eventos não representam regras, uma vez que a magnitude dessa doença não se vincula somente ao tipo e ao local do processo pneumônico, mas também às características físicas, funcionais e metabólicas do portador.

Além das classificações etiológica e anatômica, há a classificação referente ao tipo de agente biológico causador da pneumonia:

- **Viral**: quando um vírus atinge as unidades alveolares. Os principais vírus causadores de pneumonia são: *influenza* tipo A, H1N1 e H5N1, coronavírus, vírus respiratório sincicial (RSV, do inglês *respiratory syncytial virus*), rinovírus, adenovírus e hantavírus. Todos eles, ao lesarem a mucosa do trato respiratório, prejudicam seus mecanismos locais de

defesa, favorecendo o surgimento de pneumonias bacterianas secundárias.
- **Bacteriana**: quando as bactérias atingem as unidades alveolares ou o interstício pulmonar. As principais bactérias envolvidas nesse tipo de pneumonia são: *Haemophilus influenzae, Streptococcus pneumoniae, Staphylococcus aureus, Acinetobacter* e *Pseudomonas aeruginosa.*
- **Fúngica**: quando fungos atingem o trato respiratório. Os principais fungos que causam pneumonia são: *Histoplasma capsulatum* (causador da histoplasmose), *Coccidioides immitis* (causador da coccidioidomicose) e *Blastomyces dermatitidis* (causador da blastomicose).

5.6.1 Fisiopatologia da pneumonia

Assim que o microrganismo chega aos alvéolos, estes sofrem a ação da depuração alveolar, realizada pelos macrófagos alveolares. Conforme o macrófago age, ele libera citocinas que têm um efeito quimiotático sobre as células sanguíneas de defesa e, por isso, induz a proliferação de leucócitos. Como inicialmente esse processo inflamatório é agudo, a célula predominante nessa etapa é o neutrófilo. Quando atinge o local da lesão, o neutrófilo libera enzimas proteolíticas para conter o agente lesivo. Todavia, o efeito dessas enzimas nas células do parênquima pulmonar é destruidor, causando lesão celular. Com a lesão, são liberados mediadores químicos pró-inflamatórios que acarretam efeitos vasculares óbvios, como vasodilatação e aumento da permeabilidade capilar.

O efeito vascular recém-descrito gera edema pulmonar concomitante ao processo infeccioso. Esse edema aumenta a espessura da barreira alvéolo-capilar e, portanto, a passagem do oxigênio do alvéolo para o sangue. Além disso, o excesso de líquidos no interstício ou nos alvéolos eleva a tensão superficial do líquido alveolar, provocando seu fechamento precoce. Logo, inspiração subsequente, o indivíduo precisa de uma força adicional para abrir os alvéolos quase colabados. Esse fenômeno dificulta o trabalho muscular respiratório e reduz a ventilação alveolar. Por essas e outras razões, a pneumonia é considerada uma doença restritiva, cuja dificuldade primária está na abertura alveolar – ou seja, na expansibilidade pulmonar.

A Figura 5.8, a seguir, ilustra a fisiopatologia dessa enfermidade.

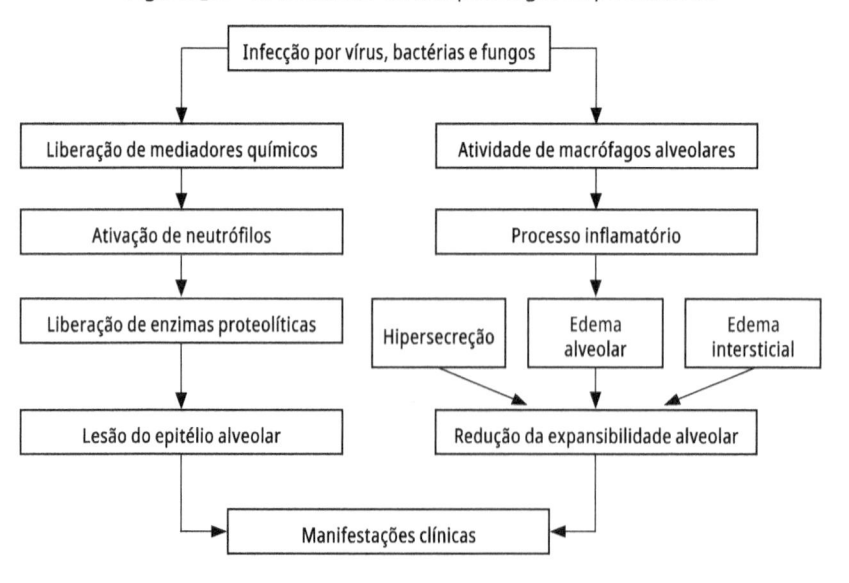

Figura 5.8 – Mecanismo da fisiopatologia da pneumonia

```
                    Infecção por vírus, bactérias e fungos
                  ↙                                      ↘
   Liberação de mediadores químicos        Atividade de macrófagos alveolares
                  ↓                                      ↓
       Ativação de neutrófilos                   Processo inflamatório
                  ↓                      ↙             ↓              ↘
  Liberação de enzimas proteolíticas   Hipersecreção   Edema      Edema
                  ↓                                    alveolar   intersticial
       Lesão do epitélio alveolar          ↘            ↓           ↙
                  ↓                          Redução da expansibilidade alveolar
                  ↘                        ↙
                        Manifestações clínicas
```

5.6.2 Manifestações clínicas da pneumonia

Os sinais e sintomas da pneumonia estão diretamente vinculados aos mecanismos fisiopatológicos e, de maneira geral, às lesões celulares do epitélio alveolar e à redução de expansibilidade decorrente do processo inflamatório instituído. Como se trata de um processo infeccioso, o primeiro sintoma evidente da pneumonia é a febre, que apresenta a peculiaridade de se acentuar durante a tarde e a noite.

Já informamos que os pneumócitos tipo I atuam na difusão gasosa de oxigênio e gás carbônico. A lesão dessas células interfere no mecanismo de troca gasosa. Dessa forma, a oxigenação do sangue é prejudicada, cenário que leva a uma hipoxemia. Em acréscimo, o edema intersticial aumenta a espessura da barreira alvéolo-capilar e dificulta ainda mais as trocas gasosas. Tal evento, a princípio, não afeta a saída do dióxido de carbono do sangue, graças à sua alta solubilidade em líquidos corporais.

O processo inflamatório ocasiona o extravasamento de líquido dos capilares alveolares para os alvéolos e, com efeito, faz aumentar a tensão superficial em seu interior, gradativamente reduzindo a expansibilidade alveolar. Assim, ocorre uma redução da superfície de troca gasosa que, aliada ao aumento da espessura da barreira alvéolo-capilar e à lesão dos pneumócitos, acentua a dificuldade de realizar a troca gasosa. A redução de expansibilidade se traduz em maior trabalho respiratório para manter um volume corrente e o volume minuto adequado. Nessas condições, o portador dessa doença precisa fazer mais esforço para respirar. Consequentemente, o gasto energético aumenta, acionando a musculatura acessória da respiração.

A Figura 5.9, em seguida, ilustra as alterações fisiopatológicas decorrentes da pneumonia.

Figura 5.9 – Alterações do epitélio alveolar decorrentes da pneumonia

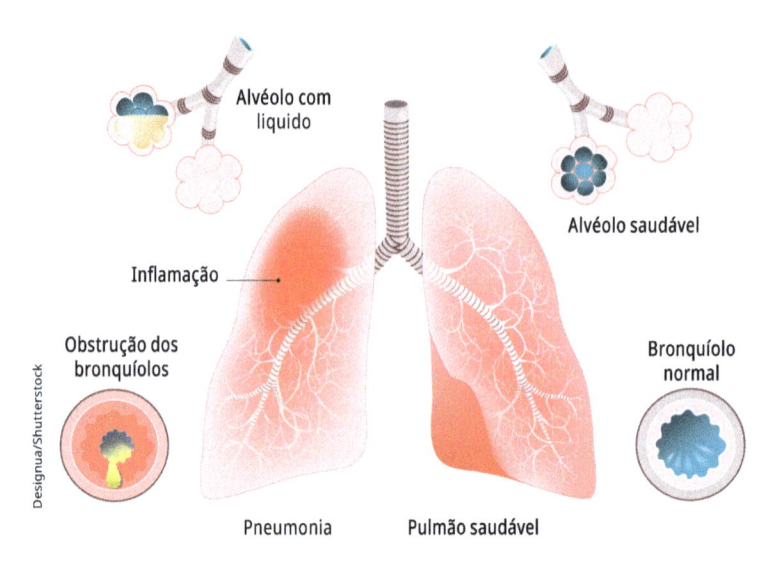

- Alvéolo com líquido
- Alvéolo saudável
- Inflamação
- Obstrução dos bronquíolos
- Bronquíolo normal
- Pneumonia
- Pulmão saudável

Designua/Shutterstock

Importante!

O aumento do trabalho respiratório é caracterizado por um conjunto de sinais e sintomas, entre eles: batimentos de asas do nariz; tiragens intercostais e supraventriculares; acionamento da musculatura acessória da respiração; e taquidispneia. O fisioterapeuta deve estar atento a essas manifestações quando um paciente apresentar alguma doença pulmonar, pois medidas terapêuticas urgentes deverão ser tomadas para evitar a parada respiratória, devido à iminência de fadiga dos músculos respiratórios.

Ao mesmo tempo, o paciente relata sensação de "falta de ar" por conta dos problemas referentes à abertura dos alvéolos e à hipoxemia instituída. Para tentar manter um volume minuto adequado, ocorre um aumento da frequência respiratória, conhecida como *taquipneia*. Além disso, o paciente manifesta uma tosse que, inicialmente, é seca, mas que progride para produtiva à medida que o processo pneumônico se amplifica. O processo inflamatório libera alguns mediadores químicos, especialmente a prostaglandina, que acarreta o aumento da produção de muco pelas glândulas submucosas dos bronquíolos terminais, e essa secreção acaba se agrupando nos bronquíolos respiratórios e nos alvéolos. Esse fenômeno contribui para uma maior redução da expansibilidade alveolar, uma vez que o muco é extremamente viscoso e tem alta tensão superficial.

    A tentativa de abertura alveolar em cada ciclo respiratório faz surgir um ruído adventício, conhecido como *estertor crepitante*, audível por estetoscópio, principalmente nas bases dos pulmões, normalmente menos ventiladas do que perfundidas. Dessa forma, o ar é distribuído para regiões mais superiores dos pulmões, a fim de equilibrar a relação ventilação-perfusão.

    Com a progressão do processo inflamatório, mediadores químicos, como a bradicinina, excitam os receptores nociceptivos e causam dor durante a inspiração, fato que incrementa a expansibilidade torácica. Isso porque o paciente acaba evitando de fazer uma inspiração mais profunda para evitar a dor que sente ao respirar. Esse tipo de sensação dolorosa é conhecida como *dor ventilatório-dependente*.

    Alterações no padrão radiológico também são observadas e se diferenciam em alguns aspectos, a depender do tipo de pneumonia. Contudo, em todas as manifestações dessa doença, há um achado radiológico característico, conhecido como *broncograma aéreo*. Na pneumonia lobar, por exemplo, ocorre condensação pulmonar em um ou mais lobos, com infiltrados pulmonares unilaterais ou bilaterais, além de redução dos espaços intercostais, diminuição da transparência pulmonar, hilo ingurgitado e broncogramas aéreos. Já na pneumonia intersticial, tem-se um infiltrado pulmonar difuso associado aos outros fatores recém-mencionados, exceto a condensação pulmonar. Por fim, na broncopneumonia, a condensação pulmonar preferencialmente acontece nas regiões mais mediais dos pulmões, e a ingurgitação do hilo é bastante evidente.

5.6.3 Complicações da pneumonia

Um dos fatores que tornam a pneumonia uma condição grave é a alta possibilidade de complicações. Se essa doença não for tratada adequadamente, pode causar, por exemplo, derrame pleural e atelectasia. O desenvolvimento dessas condições está relacionado a maiores morbidade e mortalidade. Isso porque tais eventos desencadeiam IRA e fazem o paciente precisar de ventilação mecânica invasiva (VMI), além de procedimentos cirúrgicos (no caso de derrame pleural) e de aumento no tempo de internação hospitalar.

Derrame pleural

Conforme a intensidade do processo inflamatório, as enzimas proteolíticas também podem destruir a membrana pleural visceral, produzindo um extravasamento de plasma, sangue, secreção ou ar para a cavidade pleural. Esse mecanismo é denominado *derrame pleural*, que pode ser de sangue (hemotórax), de líquido plasmático (hidrotórax), de ar (pneumotórax) ou de pus (piotórax ou empiema).

Essa condição é uma complicação da pneumonia e piora o prognóstico do quadro clínico do paciente. O derrame pleural comprime a estrutura pulmonar e é a principal origem das atelectasias observadas no portador dessa enfermidade. Entretanto, frisamos que o derrame pleural pode ser provocado por outras condições, como trauma de tórax, fratura de costela, procedimentos cirúrgicos torácicos e tumores.

A intervenção médica no derrame pleural deve ser rápida, com a introdução de um dreno de tórax, o qual tem a função de favorecer a remoção do excesso de líquido pleural. Concomitantemente, o fisioterapeuta pode contribuir com técnicas de expansão pulmonar com o fito de reexpandir os pulmões comprimidos mecanicamente pela efusão pleural e exercer pressão transmural para potencializar a drenagem do derrame.

A suspeita de derrame pleural se dá ante modificações no padrão de ausculta e é confirmada por radiografia de tórax. Enquanto o paciente tem somente a pneumonia, ainda há um murmúrio vesicular reduzido e associado a estertores crepitantes principalmente nas bases. A ausência desse murmúrio indica que o ar não está chegando a determinadas regiões dos pulmões. Nesse contexto, duas condições podem estar ocorrendo: (i) derrame pleural ou (ii) atelectasia. Para realizar o diagnóstico diferencial, é necessário fazer uma nova radiografia de tórax. Ainda, no derrame pleural, ocorre condensação pulmonar basal, apagamento de seio costofrênico, formação de parábola com ou sem fístula, redução da transparência pulmonar e desvio do mediastino para o lado contralateral.

Atelectasia

A atelectasia é o colapso do tecido pulmonar com perda de volume de ar significativo nos pulmões. É considerada uma complicação da pneumonia, mas pode ser subjacente a outras condições patológicas do sistema respiratório, como a FC, neoplasias do pulmão, derrame pleural, pneumotórax e o uso indiscriminado de oxigênio suplementar (atelectasia de absorção). A depender da quantidade de alvéolos afetados, a sensação de "falta de ar" pode ser mais ou menos intensa. Por isso, o tratamento também pode variar considerando-se a intensidade dos sintomas.

Reforçamos que a tendência natural dos alvéolos é colapsar, em razão de suas propriedades elásticas e da tensão superficial do liquido alveolar. Contudo, o combate a esse colapso é realizado pelos seguintes eventos:

- a produção de um surfactante que reduz a tensão superficial do líquido alveolar;
- o nitrogênio, que compõe o maior percentual do ar inspirado, exerce pressão intralveolar por conta de seu peso molecular e de sua incapacidade de se difundir para o sangue;
- a pressão intrapleural promovida pelo líquido pleural, que impede a separação das membranas pleurais (visceral e parietal).

A manutenção da abertura alveolar depende da integridade desses três mecanismos em atuação conjunta. A perda de qualquer um desses fatores pode desencadear o colapso dos alvéolos.

Cirurgias torácicas e abdominais são as causas mais comuns dessa enfermidade. Isso porque envolvem anestesia geral, consumo de opiáceos com possível depressão respiratória secundária e, muitas vezes, dor ao respirar, por causa da manipulação cirúrgica, bem como da incisão e da cicatriz. Um tubo endotraqueal malposicionado também pode gerar atelectasia, principalmente nos casos de intubação seletiva. As razões mais comuns de atelectasia são:

- obstrução intrínseca das vias respiratórias por corpo estranho, tumor e tampão mucoso;
- compressão extrínseca das vias respiratórias, como derrame pleural, imobilização prolongada no leito sem mudança periódica de decúbito, tumores e linfonodopatias pulmonares;
- supressão respiratória devido à anestesia geral, à sedação excessiva e à dor;
- oxigenoterapia com altas frações de oxigênio por tempo prolongado;
- processo inflamatório alveolar, como ocorre na pneumonia, na tuberculose e em pneumoconioses.

Figura 5.10 – Colabamento alveolar característico da atelectasia

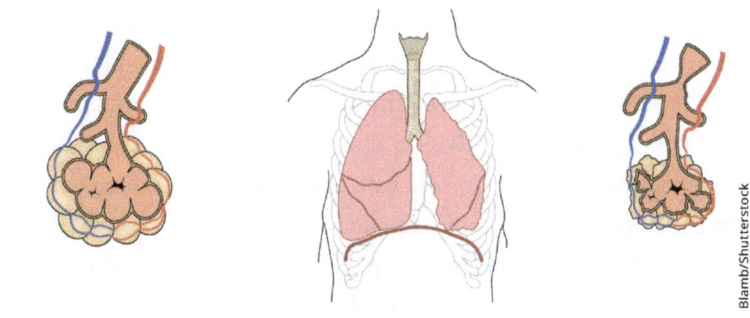

Blamb/Shutterstock

No entanto, em qualquer caso, na suspeita de atelectasia, é recomendado fazer a radiografia de tórax para confirmar e/ou descartar essa possibilidade, já que a tendência dessa enfermidade é se disseminar para outras áreas dos pulmões, representando sério risco de morte por insuficiência respiratória.

De início, a atelectasia costuma ser assintomática, mas a hipoxemia e a dor torácica pleurítica podem se apresentar em certos casos. Tais condições causam progressivamente maiores dificuldades respiratórias. Além disso, a doença se manifesta por dispneia seguida de aumento do trabalho respiratório. Os sintomas da hipoxemia tendem a se relacionar à acuidade e à gravidade da enfermidade. A atelectasia rápida e extensa pode acarretar dispneia ou até mesmo IRA, com necessidade de VMI. Já na atelectasia de desenvolvimento mais lenta e menos extensa, os sintomas podem ser leves ou ausentes.

A radiografia de tórax pode revelar os seguintes aspectos: condensação pulmonar; descontinuidade da linha pleural; redução da transparência pulmonar; apagamento de seio costofrênico; e desvio do mediastino para o mesmo lado do problema (ipsilateral).

A necessidade de confirmar essa complicação é essencial para instituir a terapêutica adequada. Isso porque, por exemplo, no caso de um derrame pleural, faz-se necessário introduzir um dreno de tórax e expandir os pulmões quando a fístula pleural está fechada. Essa expansão pulmonar pode ser promovida por pressão expiratória positiva ou por meio de VMI ou VMNI, a depender da gravidade do caso e da magnitude dos sintomas. Já na atelectasia, a conduta é reexpandir os pulmões, o que pode ser feito mediante a aplicação de pressão expiratória positiva ou de VMI, assim como no derrame pleural, conforme as manifestações sintomatológicas do paciente.

5.7 Síndrome respiratória aguda por coronavírus – SARS-CoV-2

Recentemente, a humanidade vivenciou um período talvez nunca imaginado pelas últimas gerações: a pandemia de coronavírus. Ela teve início em 2019, na China, e rapidamente se propagou por todo o mundo, matando milhões de pessoas e deixando outros milhões com alguma sequela respiratória ou motora.

O coronavírus não é um microrganismo novo para os cientistas. Na década de 1930, ele já tinha sido descoberto em aves domésticas, causando doenças respiratórias, gastrointestinais, hepáticas e neurológicas nos animais. Entretanto, pesquisadores contemporâneos concluíram que o coronavírus apresenta alta capacidade de mutação, e várias cepas virais foram identificadas. Três delas estão relacionadas às infecções respiratórias mais graves em humanos. Por ser um vírus altamente contagioso, a transmissão é tão simples que, para evitá-la, foi necessário modificar nossos hábitos e comportamentos. O coronavírus é adquirido principalmente pelo contato interpessoal próximo, por gotículas em aerossóis respiratórios gerados pelos atos de respirar, tossir e espirrar, assim como pelo contato das mãos com a superfície de objetos contaminados.

Embora as formas de contágio e transmissão do coronavírus de pessoa para pessoa estejam esclarecidas, é muito difícil ter certeza onde o vírus foi contraído. Isso porque inúmeras pessoas podem portá-lo sendo assintomáticas, o que não impede, obviamente, que o transmitam para outros. Dessa forma, alguns cuidados devem ser tomados em tempo integral, como: fazer a higiene das mãos com água, sabão e álcool gel (70%); usar máscara; manter o distanciamento social; evitar o compartilhamento de objetos; permanecer em isolamento, em casos de suspeita sintomatológica.

5.7.1 Fisiopatologia

A afinidade do novo coronavírus (SARS-CoV-2) com o sistema respiratório humano está vinculada a uma característica genômica típica desse tipo de vírus.

O sistema respiratório humano produz a enzima conversora da angiotensina (ECA), a qual se divide em dois tipos básicos: ECA 1 e a ECA 2. O primeiro tem a função de converter a angiotensina 1 em angiotensina 2, a qual, por sua vez, provoca vasoconstrição, estando relacionada ao controle da pressão arterial. A ECA 1 é produzida pelos pneumócitos tipo I e lançada no interstício pulmonar. Já a ECA 2 é uma carboxipeptidase conectada à membrana plasmática das células alveolares cuja função é clivar a angiotensina 1 em uma substância com efeitos vasodilatadores, antiproliferativos e antifibróticos. Em condições normais, tais enzimas convivem em equilíbrio, mas em pacientes hipertensos que fazem uso de inibidores da ECA (nesse caso, a ECA 1), tende a haver um desequilíbrio entre elas. Assim, a ECA 2 se mantém em maiores quantidades do que a ECA 1.

O coronavírus acessa as células do corpo humano, especialmente as do sistema respiratório, valendo-se da interação glicoproteica expressa no envelope viral com afinidade pela ECA 2. A ligação do SARS-CoV-2 à ECA estimula a endocitose viral, processo em que o vírus se funde à membrana e penetra na célula. Uma vez dentro da célula, o coronavírus explora os mecanismos transcricionais das células alveolares para se replicar e se espalhar. No entanto, antes disso, ele também usa o RNA (sigla inglesa para *ribonucleic acid*, ou ácido ribonucleico) da célula para excitar os mecanismos de transcrição da ECA 2, fazendo a célula a produzir cada vez mais essa enzima para inseri-la na membrana. Essa ação facilita a entrada dos vírus que estão fora da célula, favorecendo a proliferação viral pelo pulmão, pois a porta de acesso do coronavírus na célula é exatamente a ECA 2.

Por isso, os portadores de hipertensão arterial controlados com captopril e enalapril (inibidores da ECA 1) têm maiores chances de desenvolver a forma grave da doença. A ingestão de tais medicamentos gera uma desproporção entre ECA 1 e ECA 2, acentuando a quantidade desta última.

E como é a situação dos indivíduos que não são hipertensos ou que, embora sejam, controlam a doença com outros medicamentos? Ou, ainda, o que explica o desenvolvimento da forma grave da Covid-19 em pessoas não hipertensas?

A resposta é muito simples: todos os seres humanos têm a ECA 2 nas células que compõem o trato respiratório. Contudo, algumas pessoas expressam maiores quantidades dessa enzima na membrana plasmática do que outras células no sistema respiratório, como na língua e na boca, o que facilitaria a entrada do vírus no organismo e sua consequente proliferação. Soma-se a isso o fato de já terem uma comorbidade instalada (diga-se de passagem, a hipertensão muitas vezes não está sozinha), o que favorece a proliferação do vírus ou simplesmente torna a pessoa mais suscetível à doença.

Não há como saber se a pessoa tem maiores ou menores quantidades dessa enzima. Eis aí mais uma razão para se adotarem medidas de higiene e cuidados para evitar a contaminação com o vírus. Se uma pessoa apresenta a ECA 2 em altas quantidades e não se protege adequadamente, ela é uma grande candidata a desenvolver a forma grave da doença. Ao mesmo tempo, uma pessoa que tem pouca ECA 2, mas igualmente não toma os cuidados necessários apresenta chances parecidas, pois basta um vírus e uma ECA 2 para a proliferação ocorrer. Logo, a forma mais fácil de evitar a doença é se prevenir.

No que concerne às pessoas assintomáticas, especialmente as crianças, a não manifestação dos sintomas pode estar relacionada às características orgânicas específicas que dificultam a proliferação viral, como o pH dos líquidos corporais, especialmente no interior das células. Quando uma célula executa a endocitose de qualquer substância, incluindo os vírus, forma-se no citoplasma uma vesícula conhecida com *endossomo*, na qual a substância (o vírus, por exemplo) fica envolvida. Ao chegarem ao citoplasma, enzimas lisossômicas degradam a fina membrana endossômica e liberam o conteúdo em seu interior. Contudo, a formação do endossomo, ou seja, a fusão da substância a ser englobada pode ser impedida se o pH endossômico estiver aumentado, isto é, mais alcalino. Isso impediria o processamento da internalização da substância (no caso, o vírus), agindo como um fator protetivo antiviral. Tanto é verdade que a cloroquina e a hidroxicloroquina foram cogitadas como drogas que inibiriam o coronavírus exatamente pelo potencial de aumentarem o pH endossômico.

Nesse sentido, pessoas que apresentam essa característica orgânica, isto é, a tendência de ter um pH intracelular levemente maior (alcalino), teriam certa proteção contra o coronavírus. Assim, ainda que infectadas, não desenvolvem os sintomas, pois a proliferação viral é contida antes mesmo de o vírus entrar na célula. Vale ressaltar que, para um vírus sobreviver, ele depende do material genético (RNA) da célula hospedeira. Portanto, quando não consegue entrar rapidamente na célula, ele sofre a ação do sistema imunológico, que o destrói fora da célula.

Especificamente quanto às crianças, poucas delas, ao serem infectadas, manifestam sintomas, e na maioria dos casos a doença não chega a evoluir para sua forma grave. A explicação para isso é que, nessa faixa etária, as crianças apresentam pouca ECA 2 ou, ainda, nem chegaram a desenvolvê-la. Além disso, o interior de suas células respiratórias contém um pH levemente alcalino, o que impediria a fusão do vírus com a membrana endossômica.

Curiosidade

Durante a pandemia de Covid-19, veiculou-se a informação de que cardiopatas, diabéticos, hipertensos, portadores de hipotireoidismo e de outras comorbidades integravam grupo de risco para desenvolver a forma grave da doença. A explicação para isso é complexa e variada, mas seu entendimento envolve o pH intracelular, intersticial e sanguíneo desse grupo de pessoas. Indivíduos portadores de insuficiência cardíaca, por exemplo, transportam menos oxigênio para as células. Por essa razão, a produção de energia biológica (trifosfato de adenosina, ou ATP, sigla para o inglês *adenosine triphosphate*) para atividades basais ocorra de modo mais expressivo pelo sistema anaeróbico, já que a disponibilidade de oxigênio é escassa. Esse sistema de produção de energia, além de gerar pouco ATP, produz ácido lático, que reduz o pH intracelular, facilitando, portanto, a fusão do vírus com a membrana endossômica. Além disso, mesmo com a pouca quantidade de oxigênio que a célula recebe, há produção energética pelo sistema oxidativo, que tem como produto, além do ATP, o dióxido de carbono. Como o sistema de transporte de oxigênio e dióxido de carbono está comprometido, certa quantidade de CO_2 permanece no interior das células e reage com a água em abundância, formando ácido carbônico – mais um fator para reduzir o pH intracelular e facilitar a proliferação do coronavírus.

As outras doenças que conferem maior risco à gravidade pela infecção por coronavírus podem ser explicadas por esse mecanismo. Advertimos, porém, que esta é somente uma das possíveis explicações, baseadas nas alterações histopatológicas determinadas pela infecção por SARS-CoV-2.

Compreender como o coronavírus invade o sistema respiratório clarifica como a manifestação clínica evolui a ponto de conferir gravidade à infecção. Ao entrar na célula, qualquer vírus usa o material genético para transcrever seu RNA e se replicar. Esse processo produz milhares de outros vírus iguais, a partir de apenas um. A quantidade de vírus cresce exponencialmente dentro da célula, até provocar a morte da célula – processo denominado *eclosão viral*. Assim, os milhares de vírus vão infectar outras milhares de células que igualmente serão destruídas.

No sistema respiratório, as células ciliadas e caliciformes são destruídas. Também as células do epitélio alveolar são degradadas pela proliferação viral. É óbvio que diante de tamanha lesão, principia-se um processo inflamatório intenso que surpreende o organismo. Afinal, antes de se replicar, o coronavírus facilita a entrada de outros coronavírus na célula, aumentando significativamente a proliferação viral e, consequentemente, as lesões celulares.

Logo, por causa da destruição de várias células do sistema respiratório, especialmente nos alvéolos, ocorre um processo inflamatório intenso com edema intersticial e alveolar, o que caracteriza uma pneumonia viral. Diante da afecção das unidades funcionais dos pulmões, há significativa redução da expansibilidade alveolar e aumento da espessura da barreira alvéolo-capilar pelo edema intersticial, que determina a dificuldade na troca gasosa e causa a hipoxemia (redução drástica da saturação de oxigênio no sangue). A dificuldade de expandir os alvéolos faz o paciente sentir "falta de ar" (dispneia), e a frequência respiratória se eleva como forma de compensar a perda de volume aéreo. Uma vez que as unidades alveolares estão tendendo ao colabamento, tem-se um aumento do trabalho respiratório com um significativo gasto energético. Esse fenômeno, aliado ao quadro de febre, causa uma sensação de fadiga global.

A tentativa rápida de o organismo conter a agressão viral transforma o parênquima pulmonar em um ambiente de guerra, em que muitas células mortas precisam ser removidas. Com isso, há uma intensa atividade leucocitária, com predominância de neutrófilos, monócitos e linfócitos. A atividade leucocitária libera uma porção de mediadores pró-inflamatórios que potencializam a inflamação. Forças de cisalhamento alveolar ocorrem quando se inicia a redistribuição aérea no intento de compensar o desequilíbrio na relação ventilação-perfusão.

Instaura-se, então, uma condição caótica nos pulmões: inflamação, cisalhamento alveolar, redução de expansibilidade, edema alveolar e intersticial, enzimas proteolíticas liberadas pelos leucócitos e lesão microvascular favorecem o surgimento de complicações como atelectasia, derrame pleural e tromboembolismo, as quais pioram o prognóstico do paciente infectado.

Todo esse cenário pode ser agravado quando uma infecção bacteriana oportunista se instala em associação à infecção viral. O sistema imunológico não é capaz de suportar tantos problemas simultâneos. Com isso, aumentam as chances de agentes biológicos se disseminarem pela corrente sanguínea, levando a um quadro de septicemia. O quadro tende a evoluir a disfunção de múltiplos órgãos e, com efeito, a óbito.

Síntese

As informações apresentadas neste capítulo são de extrema importância para os fisioterapeutas, pois é imprescindível que compreendam as características clínicas dessas doenças para proceder à elaboração do diagnóstico funcional e à instituição de condutas reabilitativas direcionadas a pacientes com problemas respiratórios.

Reconhecendo tal relevância, explicamos que as doenças do sistema respiratório basicamente se dividem em dois tipos: (i) as que dificultam o fluxo inspiratório (doenças restritivas) e (ii) as que limitam o fluxo expiratório (doenças obstrutivas). Distingui-los permite tomar decisões mais assertivas no atendimento a um paciente com problemas respiratórios.

Acrescentamos que os pacientes portadores de doenças respiratórias podem ser tratados em unidades de terapia intensiva (UTIs), enfermarias hospitalares, no ambulatório e/ou no próprio domicílio. O local em que o paciente é atendido depende da gravidade das manifestações sintomatológicas exibidas e da magnitude do acometimento pulmonar. Portanto, o processo de abordagem fisioterapêutico deve se centrar nas alterações funcionais determinadas pela doença em suas distintas etapas fisiopatológicas.

Os conhecimentos expostos neste capítulo são determinantes para a escolha das condutas terapêuticas respiratórias que analisaremos no próximo capítulo.

Questões para revisão

1. Como o hábito crônico de fumar provoca alterações patológicas no sistema respiratório a ponto de induzir o desenvolvimento da DPOC?

2. Por que as crianças parecem ser mais resistentes à infecção respiratória induzida pelo SARS-Cov-2?

3. A asma é uma doença inflamatória broncopulmonar que se caracteriza por uma hiper-reatividade brônquica que leva ao broncoespasmo. A esse respeito, assinale a alternativa correta:
   a) A obstrução das vias aéreas de um paciente asmático é causada apenas pelo broncoespasmo.
   b) A hipersecreção de muco tem início na fase tardia.
   c) A hipoxemia e a hipercapnia decorrem de um aumento no volume corrente e consequente hiperinsuflação.
   d) A alcalose respiratória observada em um paciente asmático é grave e constitui razão para encaminhamento à UTI.
   e) O edema de mucosa e a broncoconstrição ocorrem na fase tardia.

4. A respeito da DPOC, marque a alternativa correta:
   a) Na bronquite crônica, a hiperinsuflação é estática.
   b) Na bronquite crônica, a depuração traqueobrônquica está afetada; no enfisema, todos os mecanismos depurativos estão alterados.
   c) O treinamento muscular respiratório é contraindicado para pacientes com DPOC, por conta de sua menor resistência à fadiga muscular.
   d) A hipersecreção de muco observada em um paciente bronquítico crônico é provocada pela redução no volume corrente.
   e) A destruição das fibras elásticas no pulmão de um paciente enfisematoso ocorre por causa do desequilíbrio das proteases e antiproteases.

5. Assinale, a seguir, a alternativa que apresenta as informações corretas da avaliação respiratória de uma paciente com pneumonia:
   a) Dor torácica, cianose periférica, taquidispneia, estertores crepitantes, hipersecreção de muco, tosse, percussão maciça.
   b) Dor torácica, taquipneia, estertores bolhosos, hipersecreção de muco, tosse, percussão timpânica.
   c) Dor torácica, hipersecreção de muco, tosse, dispneia.
   d) Dor torácica, cianose periférica, taquidispneia, hipoxemia, estertores crepitantes, tiragem intercostal, hipersecreção de muco, tosse, percussão maciça.
   e) Dor torácica, cianose periférica, taquidispneia, hipoxemia, hipercapnia, estertores crepitantes, tiragem intercostal, hipersecreção de muco, tosse, percussão maciça.

Questões para reflexão

1. Com base em seu entendimento sobre as características fisiopatológicas do derrame pleural, como seria a apresentação radiológica dessa complicação pulmonar?

2. Do ponto de vista fisiológico, o que pode acontecer com o pulmão de uma criança de 8 anos portadora de asma moderada que desenvolve um quadro de pneumonia? Em sua reflexão, relacione os mecanismos fisiopatológicos das duas condições patológicas – asma e pneumonia.

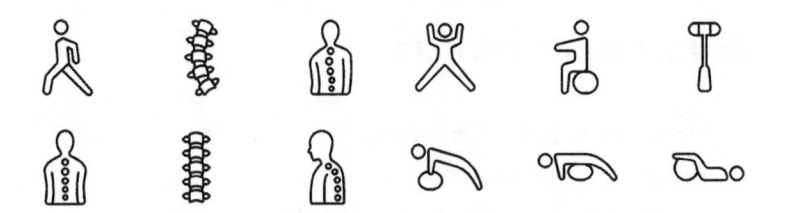

Capítulo 6
Tratamento em fisioterapia respiratória

Conteúdos do capítulo

- Manobras de higiene brônquica.
- Terapia de expansão pulmonar (TEP).
- Treinamento muscular respiratório (TMR).
- Exercícios respiratórios ativos.

Após o estudo deste capítulo, você será capaz de:

1. descrever a classificação das condutas respiratórias conforme os objetivos funcionais;
2. prescrever manobras de higiene brônquica mediante a necessidade do paciente;
3. definir condutas para resgatar a expansibilidade pulmonar;
4. determinar a intensidade da carga para a realização do TMR;
5. instituir um programa de exercícios ativos da respiração para incentivar o controle respiratório.

6.1 Fundamentos da fisioterapia respiratória

A atuação do profissional de fisioterapia respiratória pode se dirigir tanto à prevenção quanto ao tratamento das pneumopatias, por meio de diversas técnicas e procedimentos terapêuticos em nível ambulatorial e hospitalar ou de terapia intensiva, com o propósito de estabelecer ou reestabelecer um padrão respiratório funcional. No intuito de reduzir os gastos energéticos durante a respiração, o fisioterapeuta capacita o indivíduo a realizar as mais diferentes atividades diárias, sem promover grandes transtornos e repercussões negativas em seu organismo.

No capítulo anterior, explicamos que as doenças do sistema respiratório podem ocasionar restrição ao fluxo aéreo inspiratório (doenças restritivas) ou dificultar o fluxo expiratório (doenças obstrutivas). Essa classificação é importante para o fisioterapeuta, uma vez que facilita o reconhecimento da alteração funcional primária, instrumentalizando a escolha adequada das condutas terapêuticas.

Pacientes portadores de alguma doença pulmonar restritiva basicamente apresentam dificuldade de expansibilidade das unidades alveolares. A esse respeito, é possível prescrever condutas que visam proporcionar a expansão dos pulmões, a exemplo da terapia de expansão pulmonar (TEP). Em contrapartida, pacientes que têm doença pulmonar obstrutiva tendem a hiperinsuflação, o que determina a necessidade de aplicar métodos desinsuflativos.

Embora esse entendimento seja basilar na determinação de condutas no campo da fisioterapia respiratória, muitas outras condutas devem ser consideradas, pois podem ser agregadas aos programas de reabilitação pneumofuncional. Seja nas doenças restritivas, seja nas obstrutivas, a força muscular respiratória (FMR) pode estar comprometida. Assim, fortalecer os músculos respiratórios deve ser uma das condutas fisioterapêuticas em pacientes com disfunção respiratória. Além disso, a maioria das doenças do sistema respiratório induz a hipersecreção de muco, razão pela qual se faz necessário implementar técnicas de higiene brônquica a fim de limpar as vias aéreas e facilitar o fluxo de ar pelas vias condutoras.

Frisamos que muitos pacientes com comprometimento pulmonar necessitam de uma oferta suplementar de oxigênio para manter a saturação sanguínea desse gás em níveis adequados. Isso ocorre particularmente em portadores de doenças pulmonares crônicas ou em pacientes em unidades de terapia intensiva (UTIs) devido a problemas agudos.

Nos programas de reabilitação respiratória, é fundamental que o fisioterapeuta institua métodos e técnicas para ensinar ao paciente como usar adequadamente os músculos respiratórios. Para isso, há vários exercícios respiratórios ativos, com ou sem uso de incentivadores, capazes de otimizar a respiração, expandir os pulmões e fortalecer os músculos respiratórios.

Está evidente, pois, que vários recursos, métodos e técnicas podem ser instituídos nos programas de reabilitação pneumofuncional. No Quadro 6.1, a seguir, listamos as principais condutas fisioterapêuticas, as quais serão abordadas neste capítulo.

Quadro 6.1 – Principais condutas em fisioterapia respiratória

Condutas	Objetivos
Manobras de higiene brônquica	Eliminar o excesso de muco nas vias aéreas
TEP	Favorecer a expansão das unidades alveolares

(continua)

(Quadro 6.1 – conclusão)

Condutas	Objetivos
TMR	Fortalecer os músculos envolvidos na respiração
Cinesioterapia respiratória	Promover a reeducação muscular e proprioceptiva para a respiração
Manobras desinsuflativas	Reduzir o aprisionamento aéreo
Oxigenoterapia	Ofertar oxigênio suplementar

6.2 Manobras de higiene brônquica

Quando o sistema respiratório é acometido por algum processo patológico, a liberação de alguns mediadores químicos excita as glândulas submucosas, que passam a sintetizar e secretar grandes quantidades de muco nas vias aéreas condutoras. Esse processo é clinicamente conhecido como hipersecreção de muco. A presença de muco nas vias aéreas é importante, pois se configura como um dos mecanismos de depuração traqueobrônquica. Entretanto, quando é produzido em grandes quantidades, provoca uma obstrução à passagem de ar pelos brônquios e bronquíolos, reduzindo a ventilação alveolar. Assim sendo, o excesso de muco deve ser eliminado das vias com o intuito de promover uma melhor ventilação pulmonar e oferecer conforto ventilatório ao paciente.

As manobras de higiene brônquica são utilizadas com o objetivo de auxiliar na mobilização e na eliminação de secreções, o que contribui para a melhora das trocas gasosas, evitando as complicações de um quadro de pneumopatia previamente instalado. As técnicas usadas para proceder à higiene brônquica podem ser divididas em três grandes classes:

1. **Técnicas de descolamento**: o muco é uma substância com certo grau de viscosidade. Quando produzido em excesso, tende a aderir às paredes brônquicas, dificultando a sua mobilização para as vias aéreas mais superiores. Por isso, é possível utilizar técnicas de descolamento do muco, a fim de facilitar sua mobilização. A oscilação oral de alta frequência é uma das técnicas utilizadas com esse objetivo.
2. **Técnica de deslocamento**: depois de ser descolado, o muco precisa ser mobilizado para zonas mais superiores das vias aéreas, para ser, então, eliminado. As técnicas de deslocamento de secreção, portanto, visam favorecer a mobilização das secreções traqueobrônquicas para regiões onde existem receptores de tosse. Dessa forma, a movimentação do muco excita os receptores de tosse e permite que ele seja mobilizado para a cavidade oral, de onde poderá ser deglutido ou eliminado via expectoração. A drenagem postural e a aceleração do fluxo expiratório são as principais técnicas usadas para deslocar o muco pelas vias aéreas.
3. **Técnicas de eliminação**: consistem em manobras que induzem a tosse, especialmente para os pacientes que apresentam força muscular expiratória adequada para realizar uma tosse eficaz. Entretanto, em pessoas internadas em UTIs sob ventilação mecânica invasiva (VMI) ou, ainda, em indivíduos que revelam moderada ou intensa fraqueza dos músculos respiratórios, a tosse ineficaz não é capaz de eliminar a secreção. Nesses cenários, faz-se preciso promover uma aspiração endotraqueal.

6.2.1 Oscilação oral de alta frequência

A oscilação oral de alta frequência (OOAF) é uma técnica de fisioterapia respiratória que visa implementar, por meio de um dispositivo oral, uma vibração nas vias aéreas que permite o descolamento das secreções aderidas. Para oferecer essa vibração nas vias aéreas, é possível utilizar um equipamento conhecido comercialmente como Flutter® VRP1 (marca internacional) ou outra ferramenta, denominada Shaker® (marca nacional).

Os dispositivos de OOAF têm o formato de um cachimbo, e no interior do cone desse objeto há uma esfera metálica. Quando o paciente expira através do dispositivo, ocorre uma mobilização sucessiva da esfera metálica, gerando uma vibração que é transmitida para as vias aéreas. Para a execução da técnica, o paciente deve posicionar o dispositivo na boca e realizar inspirações nasais e expiração oral laminar, a fim de que o fluxo expiratório movimente a esfera metálica e, com efeito, cause uma vibração. A expiração não pode ser muito forte nem muito fraca, do contrário a esfera não se movimentará adequadamente – nesse caso, a terapia seria ineficaz. Diante disso, o fisioterapeuta tem que orientar o paciente a expirar tranquilamente, como se estivesse respirando normalmente.

6.2.2 Drenagem postural

Como explicamos, as manobras de higiene brônquica objetivam descolar, deslocar e eliminar as secreções. Portanto, é necessário seguir exatamente essa lógica, ou seja, primeiro descolar as secreções e, se possível, fluidificá-las; em seguida, instituir condutas para deslocar a secreção pelas vias aéreas, para que, posteriormente, seja possível eliminá-las.

Em virtude disso, pode-se recorrer à ação da gravidade para favorecer o deslocamento das secreções pelas vias aéreas – procedimento dito *drenagem postural*. O uso do posicionamento para drenar secreções está embasado na **anatomia da árvore brônquica**. Ante a tendência de acumular muco nas vias mais distais, por conta do efeito gravitacional, a drenagem emprega o posicionamento invertido, com o intuito de encaminhar a secreção para uma porção mais acima da árvore brônquica.

A drenagem postural pode ser associada à OOAF. Isso significa que o paciente pode ser posicionado de modo que a gravidade atue no deslocamento da secreção para regiões proximais e utilizar o dispositivo de oscilação oral durante a permanência do paciente na posição. O uso conjunto dessas técnicas tem se mostrado eficaz, sobretudo em relação ao tempo necessário para mobilizar as secreções.

A escolha da posição deve levar em consideração o resultado da ausculta pulmonar. Por exemplo, quando detectados ruídos adventícios, como roncos, predominantemente do lado direito do tórax do paciente, é preciso posicionar o paciente em decúbito lateral esquerdo, para que a gravidade favoreça o deslocamento da secreção.

Além disso, deve-se manter monitorização contínua dos sinais vitais principalmente quanto à saturação de oxigênio, uma vez que o posicionamento predispõe os pacientes à dessaturação arterial. Também se faz necessário realizar a ausculta periódica a fim de verificar se a técnica está permitindo o deslocamento da secreção. A literatura descreve que o tempo ideal de permanência do paciente em posição de drenagem postural deve ser de 20 a 30 minutos por decúbito.

Embora seja uma técnica segura e eficaz, nem todo paciente pode realizar a drenagem postural. Ela é contraindicada em casos de: pós-operatórios imediatos; edemas pulmonares; insuficiência cardíaca congestiva; embolia pulmonar; hemoptise ativa; cirurgia medular recente ou lesão medular aguda; pressão intracraniana maior que 20 mmHg; hemorragia ativa com instabilidade hemodinâmica; derrames pleurais volumosos; infarto do miocárdio; e sempre que o paciente manifestar intolerância à posição.

6.2.3 Aceleração do fluxo expiratório

A aceleração do fluxo expiratório (AFE) é uma manobra que visa aumentar o fluxo de ar expirado para favorecer o deslocamento do excesso de secreções pelas vias aéreas. A técnica consiste em o fisioterapeuta posicionar as mãos no tórax do paciente e realizar uma pressão na fase expiratória, com o objetivo de acelerar o fluxo. O aumento do fluxo expiratório gera pressão nas vias aéreas condutoras, carreando as secreções para as regiões mais proximais.

A técnica pode ser executada de forma unilateral ou bilateral, e a manobra deve acompanhar o movimento respiratório do paciente, sendo aplicada durante a expiração de modo lento ou brusco, a depender da viscosidade da secreção. A pressão na parede torácica deve ser feita continuamente durante a fase expiratória em sentido craniocaudal.

Além de favorecer a "expulsão" do ar, a aceleração do fluxo expiratório contribui para o aumento do volume corrente e propicia um aumento de mobilidade do gradil costal, favorecendo ou ampliando a mecânica pulmonar. É uma técnica muito utilizada em pacientes sob ventilação mecânica, pois esta produz grandes quantidades de secreção periférica, as quais precisam ser conduzidas para os brônquios de maior calibre situados nas regiões mais proximais da caixa torácica. Se o paciente apresentar uma tosse efetiva, o deslocamento do muco para as zonas proximais do sistema respiratório será suficiente para estimulá-la. Contudo, em casos de tosse ineficaz, após a manobra de aceleração do fluxo expiratório, faz-se necessário proceder à aspiração endotraqueal das secreções.

Com relação a essa técnica, o fisioterapeuta tem de levar em consideração algumas contraindicações. Por exemplo, ela não pode ser aplicada em pacientes com fraturas de costelas, idosos portadores de osteoporose, indivíduos com derrame pleural ou pneumotórax e portadores de valvulopatias.

6.2.4 Tosse dirigida

A tosse é um mecanismo de depuração respiratória essencial para manter as vias aéreas pérvias, sendo constituída por três fases complementares, quais sejam: (i) fase **preparatória**, na qual uma inspiração profunda é realizada com o intuito de encher de ar os pulmões; (ii) fechamento da glote e contração da musculatura expiratória (músculos abdominais e intercostais internos), o que faz aumentar a pressão intratorácica; (iii) abertura abrupta da glote, o que favorece a saída do ar pressurizado que promove o deslocamento da secreção proximal para a cavidade oral. Uma vez nessa cavidade, a secreção pode ser deglutida ou expectorada. Conhecendo esses três momentos do mecanismo de tosse, o fisioterapeuta deve instruir o paciente de modo a potencializar a eficácia da manobra da tosse dirigida.

Em primeiro plano, o paciente deve assumir a posição sentada, com ombros rodados para frente, cabeça e coluna levemente fletidas e antebraços apoiados. Além disso, os pés devem estar apoiados, a fim de garantir um suporte abdominal e torácico e conferir vantagem mecânica para a musculatura inspiratória.

Tal posicionamento auxilia a expiração e permite uma melhor AFE. Caso o paciente esteja inabilitado a assumir essa posição, a cabeceira do leito deve ser elevada; os joelhos, fletidos; e os pés, apoiados sobre o colchão.

A esse respeito, o fisioterapeuta precisa instruir o paciente a controlar sua respiração, assegurando que as fases de inspiração, compressão e expulsão sejam máximas. A inspiração deve ser lenta, profunda e feita pelo nariz, de preferência com a utilização do padrão diafragmático. Inicialmente, é importante que o fisioterapeuta faça uma demonstração da técnica e aponte os possíveis erros e prejuízos obtidos com a utilização inapropriada da tosse forçada ou da limpeza comum da garganta.

6.2.5 Tosse assistida

Outra estratégia para incentivar a tosse do paciente e favorecer a eliminação de secreção é a tosse assistida, que é muito parecida com a dirigida em termos técnicos. Entretanto, nela, como a nomenclatura sugere, o profissional de saúde oferece uma assistência mediante a aplicação de uma pressão externa sobre a caixa torácica ou a região epigástrica.

Para executar a técnica, é preferível que o paciente esteja sentado. Então, o fisioterapeuta deve solicitar a ele que realize uma inspiração profunda seguida de uma pequena apneia com os pulmões insuflados, na intenção de aumentar as pressões no interior do tórax. Assim, o profissional tem de posicionar uma de suas mãos na região póstero-superior do tórax do paciente, enquanto a outra mão apoia a região anterior. Com um comando verbal, ele solicita uma expiração forçada ao mesmo tempo que exerce uma pressão na caixa torácica, visando assistir o movimento expiratório. O fluxo expiratório iniciado abruptamente e acelerado pela pressão torácica manual é suficiente para estimular os receptores de tosse e fazer o paciente expectorar as secreções das vias aéreas de grosso calibre.

6.2.6 Tosse estimulada

Muitos pacientes, especialmente os submetidos a períodos prolongados de ventilação mecânica, manifestam alterações nos mecanismos reflexos da tosse. Mesmo com a secreção presente no nível traqueal, a tosse muitas vezes é ineficaz, por conta da incapacidade de os receptores de tosse se excitarem. Nesses casos, faz-se necessário estimular manualmente a tosse do paciente.

Essa técnica, conhecida com *tic-traqueal*, consiste em realizar movimentos circulares com a ponta dos dedos em uma região denominada *fúrcula esternal*, situada no pescoço entre as articulações esternoclaviculares. Os movimentos devem ser fortes o suficiente para estimular a tosse, mas é preciso cuidar para não machucar o paciente. Com intubados, é possível estimular a tosse simplesmente movendo o tubo orotraqueal. Por se tratar de um recurso pouco agradável, essa técnica deve ser restrita aos pacientes em estado comatoso, de inconsciência, de confusão mental ou, ainda, que apresentam reflexo da tosse ausente ou diminuído.

6.2.7 Aspiração traqueobrônquica

A aspiração traqueobrônquica é um procedimento invasivo utilizado principalmente em pacientes que apresentam tosse ineficaz. Serve ao propósito de retirar a secreção das vias aéreas proximais mediante a introdução de uma cânula endotraqueal associada a um sistema de vácuo. Trata-se de uma estratégia de higiene brônquica bastante utilizada pela fisioterapia respiratória em pacientes de UTI, sob ventilação mecânica, ou em sujeitos que não conseguem expectorar voluntariamente as secreções das vias aéreas em virtude de inúmeros problemas de saúde.

A eliminação do excesso de secreção das vias aéreas oferece inúmeros benefícios para os pacientes, pois pode melhorar a ventilação alveolar, inibindo o desenvolvimento de atelectasia, além de aumentar a capacidade residual funcional, facilitar as trocas gasosas e oferecer conforto ao paciente. Contudo, por ser uma técnica invasiva, faz-se necessário evitar seu uso indiscriminado, diante dos efeitos deletérios decorrentes da condição do procedimento. A introdução da cânula endotraqueal, por exemplo, pode lesionar as narinas, a orofaringe e o epitélio traqueal. Vale acrescentar, é uma técnica desconfortável, especialmente para pacientes conscientes, pois tanto a cânula quanto o vácuo estimulam os receptores da tosse. O uso excessivo da aspiração também está relacionado à desoxigenação, uma vez que, ao "sugar" a secreção, retira o ar das vias condutoras, o que favorece a redução da expansibilidade alveolar. Portanto, a decisão de aspirar um paciente deve levar tais aspectos em consideração. Primeiramente, é preciso tentar mobilizar o máximo de secreção mediante o uso de técnicas não invasivas para as regiões mais proximais e decidir pela aspiração somente se os mecanismos de eliminação, como a tosse, forem ineficazes.

A aspiração traqueobrônquica deve ser realizada por um profissional treinado. Esse procedimento envolve uma sequência de eventos técnicos que não podem ser subjugados. Vários recursos são necessários para a realização da aspiração traqueobrônquica e, obviamente, não podem ser esquecidos pelo fisioterapeuta.

Diante disso, os seguintes recursos devem ser considerados pelo fisioterapeuta que tem a intenção de aspirar um paciente:

- cânula de aspiração;
- luvas de procedimento;
- luvas estéreis;
- água destilada para instilação (caso necessário);
- seringa (para instilar água destilada nas vias aéreas, caso necessário);
- gaze.

Após selecionar os recursos necessários, é importante higienizar as mãos lavando-as com água e sabão. Em seguida, já na beira do leito, o profissional deve calçar as luvas de procedimento e testar o sistema de vácuo, com o intuito de verificar o seu funcionamento. Nesse momento, é possível pré-oxigenar o paciente aumentando o fluxo em casos de sistemas de oxigenoterapia ou elevar a FiO_2 para 100% em contextos de ventilação mecânica invasiva (VMI) ou não invasiva (VMNI).

Caso o sistema de vácuo esteja funcionando adequadamente, é preciso conectar a cânula de aspiração à mangueira do sistema, mantendo a sonda no plástico que a envolve. Em seguida, o fisioterapeuta deve escolher uma das mãos (normalmente a dominante) para ser a mão estéril, ou seja, a que manipulará a cânula endotraqueal. Depois, deve calçar as luvas estéreis e retirar a cânula da embalagem, segurando-a com a mão estéril. É importante ressaltar que a mão que manipula a sonda e a introduz nas vias de acesso não deve tocar em mais nada, para evitar contaminação.

Na sequência, faz-se necessário travar a mangueira do sistema e acionar o vácuo com a mão não estéril. Então, pode-se introduzir a cânula endotraqueal nas vias aéreas do paciente pela cavidade nasal ou pelo tubo orotraqueal. A cânula deve ser introduzida até o momento em que o fisioterapeuta encontrar uma resistência – quando a cânula atinge a carina (bifurcação traqueal). Nesse momento, deve-se destravar a mangueira do sistema e liberar o vácuo, para, depois, realizar movimentos circulares com a cânula, conforme ela vai sendo lentamente retirada das vias aéreas do paciente.

Caso o profissional perceba dificuldade na aspiração da secreção em razão da viscosidade, é preciso realizar a instilação de água destilada nas vias aéreas antes de introduzir novamente a cânula. O objetivo da instilação de soro é fluidificar a secreção, a fim de facilitar sua aspiração. O procedimento deve ser finalizado quando o fisioterapeuta percebe que pouca ou nenhuma secreção está sendo aspirada, indicando que houve sucesso na técnica. Após a aspiração, é importante auscultar o paciente, para verificar se houve amenização dos ruídos adventícios que caracterizam a presença da secreção. Por fim, basta desmontar o sistema, desligar o vácuo e descartar os recursos nos locais adequados. Salientamos que se deve retomar os valores de oferta de oxigênio prévios à aspiração.

Essa limpeza das vias aéreas permite proceder a outras condutas respiratórias necessárias, como TEP, TMR ou exercícios respiratórios. Esclarecemos que para o paciente hipersecretivo, é desaconselhada a realização dessas condutas. Assim, as manobras de higiene brônquica são indicadas como precedentes a outras técnicas.

6.3 Terapia de expansão pulmonar

A TEP visa aumentar a expansibilidade das unidades alveolares mediante o aumento do **gradiente de pressão transpulmonar**, definido como a diferença entre a pressão alveolar e a pressão pleural. O incremento desse gradiente pressórico pode ser obtido de duas formas: (i) pela redução da pressão pleural e (ii) pelo aumento da pressão alveolar.

A redução da pressão pleural pode ser obtida por meio de técnicas que induzam o maior esforço respiratório do paciente, a exemplo de exercícios respiratórios com inspiração profunda ou do uso de incentivadores respiratórios a fluxo ou a volume. Já o aumento da pressão alveolar pode ocorrer com a aplicação de dispositivos que oferecem pressão positiva inspiratória (IPAP, do inglês *Inspiratory Positive Airway Pressure*) ou expiratória (EPAP, sigla para *Expiratory Positive Airway Pressure*). Os dispositivos de IPAP são os ventiladores mecânicos, que mediante uma pressão externa insuflam os pulmões. Já os dispositivos de EPAP resistem à saída de ar dos pulmões, favorecendo o aumento da pressão intratorácica.

6.3.1 Incentivadores respiratórios

O uso de incentivadores respiratórios é considerado uma técnica segura, eficaz e que facilita o aumento da expansibilidade pulmonar pelo esforço inspiratório do próprio paciente. A função desse procedimento é oferecer um *feedback* visual para o paciente durante a inspiração. Essa resposta porque fornece informações sobre o alcance do objetivo inspiratório instituído.

Basicamente, há dois tipos de **incentivadores respiratórios**: a fluxo e a volume. Nos dispositivos orientados **a fluxo** (Figura 6.1), o paciente deve gerar um fluxo inspiratório suficientemente alto para elevar as esferas e mantê-las elevadas por um período estipulado. Já nos equipamentos orientados **a volume**, o paciente precisa gerar um fluxo inspiratório laminar para elevar o indicador até o volume previamente estipulado.

Figura 6.1 – Incentivador respiratório a fluxo, conhecido comercialmente como Respiron®

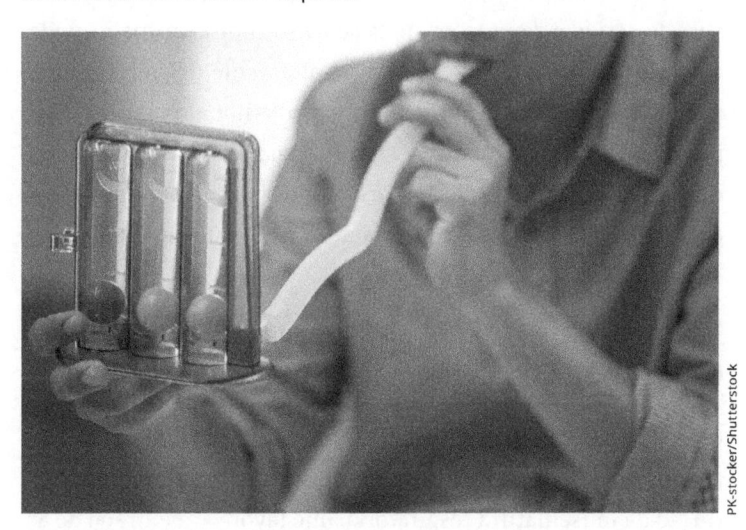

PK-stocker/Shutterstock

Frisamos que, antes de prescrever o uso de incentivadores respiratórios, o fisioterapeuta necessariamente tem de treinar os padrões respiratórios com o paciente, estimulando-o a usar eficazmente a contração diafragmática e intercostal externa. Se o paciente não respirar adequadamente, poderá se frustrar ao usar o incentivador, por não conseguir atingir as metas instituídas. Assim, é fundamental oferecer a ele um treinamento prévio com exercícios de inspiração profunda de padrão diafragmático (padrão abdominal) e de padrão intercostal (padrão torácico).

Os exercícios com incentivadores respiratórios podem ser divididos em séries e repetições. Por exemplo, elevar uma esfera no incentivador respiratório a fluxo, mantê-la elevada por 2 segundos e repetir o procedimento 20 vezes. Ainda, é possível elevar o grau de dificuldade do exercício modificando a quantidade de esferas, bem como aumentando o tempo de manutenção da elevação da esfera ou a quantidade de repetições.

Obviamente, é recomendado cuidado com a prescrição excessiva de séries e repetições, pois seu uso indiscriminado pode acarretar uma alcalose respiratória, altamente deletéria para o paciente. Para evitar esse quadro, o profissional pode instituir períodos de descanso entre as séries. Uma forma de evidenciar o desenvolvimento da alcalose é a manifestação de tontura pelo paciente. Caso isso aconteça, será necessário interromper o exercício e deixar o paciente descansar.

6.3.2 Técnicas com pressão positiva

O processo de ventilação alveolar em condições fisiológicas ocorre com base na negativação da pressão intratorácica a partir da contração da musculatura respiratória, que favorece a entrada de ar no sistema respiratório devido às diferenças de pressão entre a atmosfera e o interior do sistema. Quando a FMR está debilitada, a consequência mais óbvia é a perda gradual da expansibilidade alveolar. Nesse caso, a opção é aumentar a pressão externa para facilitar a entrada de ar nos sistemas e expandir as unidades alveolares.

Nessa ótica, as técnicas de expansão pulmonar podem abranger a aplicação de uma pressão positiva nas vias aéreas considerando três abordagens: (i) VMNI (equipamento BiPAP, sigla inglesa para *Bilevel Positive Airway Pressure*, ou seja, pressão expiratória positiva nas vias aéreas com dois níveis); (ii) pressão expiratória positiva (sistema EPAP); e (iii) pressão positiva contínua nas vias aéreas (CPAP, sigla do inglês *Continuous Positive Airway Pressure*).

Figura 6.2 – Terapia com CPAP

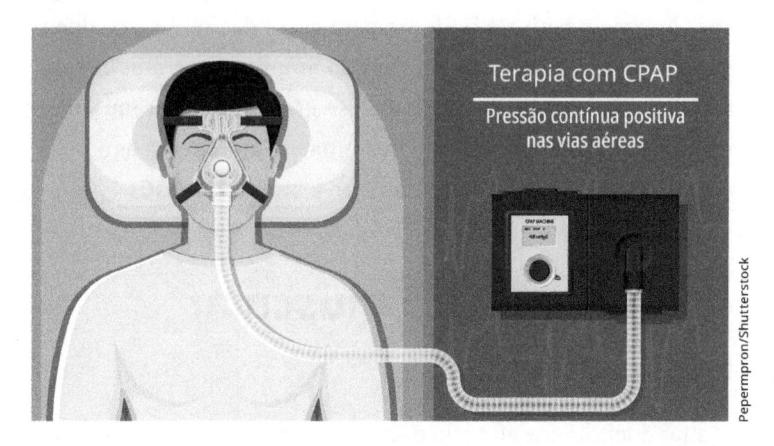

Na VMNI, o respirador oferta ar oxigenado com IPAP e pouca ou nenhuma resistência à expiração. Por sua vez, na EPAP, a expansibilidade é obtida por meio de um resistor expiratório conhecido como válvula PEEP (sigla inglesa para *Positive End-Expiratory Pressure*, ou seja, pressão expiratória final positiva), ou *spring load*, que pode ser oferecida ao paciente por meio de bocal ou de máscara facial simples (sistema EPAP). Nessa técnica, a inspiração é livre, mas a expiração é dificultada pela presença da válvula, o que promove um aumento da pressão no interior do sistema respiratório. A expansibilidade pulmonar obtida mediante a pressão positiva contínua nas vias aéreas se dá pela pressurização do sistema tanto na fase inspiratória quanto na expiratória. Então, o CPAP pode ser ofertado por um ventilador mecânico quando se igualam a pressão de suporte com a PEEP. Entretanto, existem equipamentos que oferecem exclusivamente o CPAP. Nesse caso, basta selecionar o nível de pressão nas vias aéreas.

A escolha da TEP com pressão positiva depende de alguns aspectos, entre eles a condição clínica do paciente, seu nível de cognição, o tipo de comprometimento pulmonar e, evidentemente, a disponibilidade de recursos. Na maioria das vezes, a TEP com pressão positiva é indicada para casos de atelectasia, doenças neuromusculares e limitações da amplitude de movimento torácico – a exemplo de cifoescoliose grave, fraqueza muscular respiratória, doenças pulmonares intersticiais, edema agudo de pulmão e doença pulmonar obstrutiva crônica (DPOC).

6.4 Treinamento muscular respiratório

Muitas doenças que atingem o sistema respiratório comprometem o desempenho dos músculos envolvidos na respiração. A fraqueza dos músculos respiratórios dificulta o processo de ventilação alveolar, em virtude da incapacidade de gerar uma pressão negativa suficiente para promover, para o interior dos pulmões, o deslocamento de ar do ambiente.

Diversos fatores podem estar associados ao desenvolvimento da fraqueza muscular respiratória. É muito comum que essa condição acometa pessoas submetidas à VMI prolongada, bem como portadores de doenças neuromusculares e de outras enfermidades, como: acidente vascular encefálico (AVE); doença de Parkinson (DP); doença de Alzheimer (DA) em estado avançado; DPOC; fibrose cística (FC); pneumoconioses;, além de alterações posturais graves que comprometem a mobilidade torácica.

Logo, o TMR é uma demanda em grande parte dos programas de reabilitação respiratória. Basicamente, esse treinamento pode ser promovido de duas formas: (i) sem cargas adicionais ou (ii) com incremento de carga inspiratória.

O **TMR sem carga** pode ser obtido com a cinesioterapia respiratória por meio de exercícios de padrão respiratório voluntário, os quais visam aumentar a resistência muscular à fadiga. Por sua vez, o **TMR com carga** pode ser realizado com dispositivos de carga linear ou alinear pressórica. Os dispositivos de **carga linear pressórica** contam com ajustes de pressão inspiratória, a qual pode variar de 5 a 20 cmH_2O. Quanto maior for a pressão inspiratória instituída, maior será o esforço do paciente para inspirar. Os dispositivos com **carga alinear pressórica** utilizam os princípios de orifícios inspiratórios que resistem à entrada de ar. Portanto, quanto menores forem os orifícios, mais esforço o paciente precisará despender a fim de mobilizar o ar para o interior dos pulmões.

Assinalamos que, antes de prescrever o TMR, o fisioterapeuta deve mensurar a força dos músculos por meio de um procedimento conhecido como *manovacuometria*. Fisiologicamente, a FMR pode ser refletida a partir da pressão inspiratória máxima (PImáx) e da pressão expiratória máxima (PEmáx). O manovacuômetro é um equipamento capaz de medir essas pressões e, com isso, estimar a força dos músculos da respiração. Em condições de normalidade, a PImáx varia entre −90 e −110 cmH_2O, e a PEmáx, entre 80 e 120 cmH_2O. Valores abaixo da referência podem indicar fraqueza muscular respiratória; entretanto, também é preciso determinar o grau de magnitude da fraqueza muscular para estabelecer o nível de carga a ser instituído. A fraqueza muscular respiratória é considerada leve quando a PImáx está entre −60 cmH_2O e −80 cmH_2O e a PEmáx entre 50 e 70 cmH_2O. Valores de PImáx entre −40 cmH_2O e −60 cmH_2O e PEmáx entre 30 e 50 cmH_2O são indicativos de fraqueza muscular moderada. Por fim, a fraqueza muscular respiratória grave ocorre quando a PImáx está abaixo de –40 cmH$_2$0 e a PEmáx está abaixo de 30 cmH$_2$O.

Estimar a FMR é essencial para o ajuste correto do nível de intensidade do treinamento. Os aparelhos mais utilizados na prática clínica são o Threshold IMT® e o POWERbreathe®, que podem ser prescritos para utilização em ambiente hospitalar ou domiciliar. Ambos oferecem carga linear pressórica e, portanto, são mais recomendados, já que possibilitam ajustes quantitativos da carga instituída.

A determinação da carga depende da FMR do paciente avaliada por manovacuometria. No entanto, em geral, o treinamento deve ser iniciado com uma carga instituindo 15% da PImáx. À medida que o paciente evolui, esse percentual pode ser aumentado até 40% da PImáx. Para esclarecer, imagine um paciente que apresenta uma PImáx de –60 cmH$_2$O. A carga inicial do treinamento para esse sujeito deve ser de 15% da PImáx, ou seja, 9 cmH$_2$O. Se a opção for por instituir uma carga de 30% da PImáx, o valor modulado no aparelho deverá ser de 18 cmH$_2$O.

A literatura científica preconiza que o máximo de carga a ser instituída é 40% da PImáx. Cargas muito elevadas estão diretamente relacionadas à fadiga precoce dos músculos respiratórios e à redução drástica da ventilação alveolar, decorrente do intenso esforço necessário para mobilizar um fluxo aéreo inspiratório.

O treinamento deve ser realizado em séries e repetições com intervalos para a recuperação. Por exemplo, é possível prescrever um treinamento com carga de 20% da PImáx a ser realizado em cinco séries de 15 repetições, com intervalo de 60 segundos entre as séries. Uma forma de oferecer demanda ao treinamento pode ser variando a quantidade de séries, de repetições e de tempos de descanso. Contudo, obviamente, o fisioterapeuta precisa ter cautela e tomar essa decisão com base no *feedback* do paciente.

Após algumas sessões, é recomendado reavaliar a FMR, com o intuito de averiguar se os objetivos de fortalecimento estão sendo atingidos e para modular adequadamente a intensidade do treinamento.

Embora, em alguns casos, seja possível iniciar o TMR com carga, é prudente que nas primeiras sessões sejam treinados os padrões respiratórios por meio de exercícios ativos da respiração, a fim de familiarizar o paciente com os esforços graduais. Ao perceber que o paciente consegue realizar ativa e adequadamente os exercícios respiratórios, o fisioterapeuta pode prescrever um treinamento com carga.

6.5 Exercícios respiratórios ativos

Para a reabilitação de pacientes com disfunção do sistema respiratório, o objetivo primeiro é levar o paciente a reestabelecer sua capacidade de respirar ativamente com o mínimo de esforço possível. Várias condições patológicas que atingem o sistema respiratório ou que afetam o desempenho da musculatura envolvida na respiração interferem no modo como o indivíduo respira. Portanto, é primordial entender os padrões respiratórios e como eles se relacionam com os mecanismos de ventilação pulmonar.

A respiração é um mecanismo dividido em duas fases, quais sejam: (i) inspiração e (ii) expiração. Há músculos que contraem para permitir a inspiração e aqueles que são acionados para contribuir na expiração. Fisiologicamente, a **inspiração** sempre será um **processo ativo** que depende da contração dos músculos inspiratórios. Já a **expiração**, em condições basais, é considerada **passiva**. Isso significa que a exalação do ar envolve a retração elástica dos pulmões e da caixa torácica. Logo, em condições normais, não é preciso contrair músculos para expirar.

Todavia, em situações de esforço físico, na presença de alguma patologia respiratória obstrutiva ou restritiva e em casos de doenças neuromusculares, tanto a inspiração quanto a expiração necessitam de contração muscular adicional. Nessas **condições excepcionais**, para expirar, o uso dos músculos acessórios da inspiração se faz necessário, bem como a ativação de músculos abdominais e intercostais internos.

Fique atento!

Os músculos primários da inspiração são o diafragma e os intercostais externos. O diafragma responde por cerca de 70% da geração de pressão negativa necessária para a inspiração e os intercostais externos, pelos 30% restantes. Em situações excepcionais, o indivíduo pode acionar os músculos acessórios da inspiração. São eles: escalenos, esternocleidomastóideo e serrátil anterior. Alguns fisiologistas ainda consideram o trapézio, os peitorais maior e menor, o subclávio e o levantador da escápula como músculos acessórios em situações de extremo esforço. Já os músculos expiratórios primários são os abdominais e os intercostais internos, os quais são acionados principalmente durante exercícios físicos moderados e intensos ou em doenças pulmonares obstrutivas.

O acometimento do sistema respiratório por doenças restritivas ou obstrutivas influencia os mecanismos de ventilação pulmonar e, consequentemente, impacta o modo como paciente respira. Por essa razão, é fundamental que o fisioterapeuta prescreva condutas que visem à reeducação respiratória, a fim de otimizar o processo de ventilação. Sob essa perspectiva, é possível recorrer a inúmeros exercícios respiratórios para reestabelecer o controle muscular voluntário, fortalecer os músculos respiratórios e manter uma expansibilidade pulmonar adequada.

A cinesioterapia respiratória é constituída basicamente por exercícios de padrão respiratório, exercícios inspiratórios e técnicas desinsuflativas. Os exercícios de padrão respiratório servem ao propósito de oferecer controle e coordenação dos movimentos respiratórios em situações estáticas ou dinâmicas. O **padrão respiratório** se refere à forma de respirar – se, para inspirar, predominantemente o indivíduo utiliza o diafragma ou os intercostais externos. Na realidade, em condições basais, os dois músculos são acionados, mas ocorre uma variação entre o grau de participação de tais músculos de pessoa para pessoa. Quando o diafragma é o músculo mais acionado durante a respiração, verifica-se um movimento predominante na região abdominal durante os movimentos de inspiração e expiração. Em contrapartida, quando se usam os intercostais externos como principais músculos inspiratórios, nota-se um maior movimento da caixa torácica.

O padrão respiratório pode ser:

- **diafragmático ou abdominal**: caracterizado por maior mobilidade abdominal durante a inspiração, o que indica maior participação do diafragma na geração de força e de pressão negativa;
- **intercostal ou torácico**: marcado por maior movimento torácico do que abdominal, o que representa maior ênfase na contração dos músculos intercostais externos para inspirar;

- **misto**: ocorre um movimento equilibrado entre a região abdominal e a caixa torácica, o que aponta para uma participação harmoniosa entre o diafragma e os intercostais externos;
- **acessório**: observado em situações de esforço físico ou de aumento de trabalho respiratório. Na inspiração, ocorrem movimentos de abdome e tórax ao mesmo tempo, ao longo dos quais há a contração dos músculos do pescoço (escalenos e esternocleidomastóideo). Já em situações de repouso, o uso de músculos acessórios revela dificuldade para respirar e consiste em um indicativo de intervenção fisioterapêutica. Quando associado a outras manifestações, como tiragens intercostais, batimentos de asas nasais e aumento da frequência respiratória, representa um sinal de aumento de trabalho respiratório.

Conhecer as diferentes formas de respirar é importante para entender que os exercícios de padrão respiratório são uma reprodução, ou seja, um treinamento do padrão desejado. Por exemplo: um paciente submetido a uma cirurgia bariátrica e que tem uma incisão abdominal em fase de cicatrização terá dificuldade ou simplesmente evitará a realização do padrão diafragmático, por conta da dor que sente. Como consequência, ocorre uma redução gradual da expansibilidade alveolar nas bases dos pulmões, favorecendo o desenvolvimento de microatelectasias. Isso posto, é conveniente incentivar o paciente a respirar com o padrão diafragmático, uma vez que o diafragma é considerado o principal músculo inspiratório. Essa técnica pode ser realizada solicitando-se ao paciente que inspire pelo nariz movendo apenas a região abdominal. Uma estratégia de comando verbal pode ser a seguinte: *Inspire e leve o ar lá para a barriga.*

Também é possível oferecer propriocepção ao longo da realização do exercício, posicionando uma das mãos do paciente sobre o abdome e a outra na região torácica. Assim, a orientação a ser dada é que ele inspire e mova somente a mão posicionada na região abdominal, tentando não mexer a mão que está sobre o tórax. Nos exercícios de padrão intercostal, o mesmo princípio pode ser empregado, mas é necessário enfatizar o movimento do tórax em detrimento do movimento abdominal.

Ambos os exercícios de padrão respiratório podem ser realizados em séries e repetições. Normalmente, são prescritas de três a cinco séries e de 15 a 20 repetições em cada série, com um intervalo de descanso entre os ciclos. Além disso, é preciso observar sinais de fadiga respiratória, a qual normalmente se apresenta pela incapacidade de executar o padrão adequadamente associada ao acionamento de músculos acessórios da respiração. Para monitorizar o esforço do paciente, é possível utilizar a escala de percepção de esforço de Borg.

O treinamento de padrões respiratórios é imprescindível para o desenvolvimento do paciente no processo de reabilitação pneumofuncional. Quando o paciente controla adequadamente a forma de respirar, a habilidade por ele adquirida pode ser usada em outras condutas, como no uso de um incentivador respiratório ou no TMR. Em síntese, reeducar a respiração é basilar para aperfeiçoar o desempenho dos mecanismos ventilatórios e possibilitar a evolução do paciente ao longo de sua reabilitação.

Além dos exercícios de padrão respiratório, existem os exercícios inspiratórios, cujos principais objetivos são: aumentar os volumes e as capacidades pulmonares, expandir ativamente os pulmões e fortalecer a musculatura envolvida na respiração. Tais exercícios são excelentes para estimular o controle da respiração e ampliar o desempenho dos músculos respiratórios. O comando verbal do fisioterapeuta integra esses exercícios e deve ser oferecido no transcorrer de toda a execução, pois ajuda o paciente a compreender o que deve fazer.

Entre os vários tipos de exercícios inspiratórios, citamos:

- **Inspiração profunda**: o paciente deve realizar ciclos de inspirações até a capacidade pulmonar total. Após cada inspiração profunda, o fisioterapeuta solicita que ele faça uma expiração normal. A intenção com essa atividade é aumentar o volume de reserva inspiratória e, ao mesmo tempo, induzir uma maior demanda dos músculos inspiratórios. Sugestão de comando verbal: *Puxe o ar suavemente pelo nariz até o máximo que você conseguir e, depois, solte normalmente.*

- **Inspiração profunda sustentada**: o paciente realiza o mesmo procedimento da inspiração profunda, mas com o acréscimo de uma pausa, definida pelo fisioterapeuta. Inicialmente, é possível solicitar uma pausa de 2 segundos, e conforme o paciente evolui no exercício, mais tempo pode ser incrementado à pausa inspiratória. Sustentar a inspiração favorece a redistribuição aérea pelas unidades alveolares pouco ventiladas, através dos poros de conexões alveolares. Sugestão de comando verbal: *Puxe o ar pelo nariz até o máximo que você conseguir. Agora, mantenha os pulmões cheios por 2 segundos. Pode soltar o ar.*

- **Inspiração fracionada**: o paciente é orientado a realizar pequenas inspirações seguidas de uma breve pausa e, logo depois, fazer uma nova inspiração e, em seguida, outra pausa, até atingir a capacidade pulmonar total. O intuito desse exercício é oferecer controle e coordenação para os músculos inspiratórios. Sugestão de comando verbal: *Puxe o ar pelo nariz,* *pare, segure um pouco, puxe novamente, pare e segure. Faça mais uma vez e, em seguida, solte o ar suavemente.*

- **Inspiração abreviada**: nesse exercício, o paciente deve realizar pequenas inspirações seguidas de breve expiração, inspirando novamente e expirando um pouco. Ele deve repetir as inspirações até atingir a capacidade pulmonar total. Sugestão de comando verbal: *Puxe o ar pelo nariz, segure e solte um pouco. Inspire novamente e solte somente mais um pouquinho. Faça mais uma vez e solte todo o ar suavemente.*

Assim como o treinamento de padrões respiratórios, os exercícios inspiratórios devem ser realizados em séries e repetições. Nas sessões iniciais, pode-se prescrever, para cada exercício, três séries de 15 repetições, com intervalo de 60 segundos entre as séries. À medida que o paciente evolui na prática desse exercício, é possível aumentar a quantidade de séries ou o número de repetições.

Outro grupo de técnicas utilizadas na reabilitação pulmonar são manobras desinsuflativas, também conhecidas como *exercícios de controle expiratório*. São amplamente utilizados em portadores de doença pulmonar obstrutiva, os quais apresentam diversas limitações do fluxo expiratório. Tais limitações estão relacionadas ao broncoespasmo, à hipersecreção de muco e à redução da retração elástica dos pulmões, ocasionada pelo desequilíbrio entre a síntese e a degradação de elastina. O resultado é a dificuldade de eliminar o ar dos pulmões, o que gera hiperinsuflação. Diante de tal quadro, o fisioterapeuta dispõe de exercícios que visam otimizar o fluxo expiratório e, com efeito, favorecer a desinsuflação dos pulmões.

A seguir, listamos alguns exercícios relativos à expiração:

- **Expiração lenta prolongada**: o paciente inspira normalmente e, em seguida, expira suavemente, acionando gradativamente os músculos abdominais. O objetivo é prolongar a expiração, para reduzir a hiperinsuflação. Após cada ciclo de expiração lenta prolongada, as inspirações vão ficando cada vez mais fáceis, o que favorece a ventilação alveolar. Para a realização dos exercícios, o profissional precisa prestar atenção à profundidade da inspiração, que tende a ser maior em cada ciclo. Esse controle permite equilibrar o volume corrente e evitar a alcalose respiratória.
- **Expiração com frenolabial**: o paciente tem de obstruir voluntariamente a saída de ar dos pulmões por meio da contração dos músculos faciais. Assim, o paciente deve fazer um "bico" com a boca, a fim de reduzir a saída de ar, ao mesmo tempo que mantém a exalação de maneira prolongada. A intenção é chegar ao ponto de igual pressão no sistema respiratório. A limitação voluntária da expiração por meio do frenolabial propicia a utilização do oxigênio presente no espaço morto, reduzindo a necessidade de uma nova expiração. Essa prática ajuda o paciente a desenvolver a habilidade de prolongar a expiração sem lhe causar desconforto (falta de ar). Assim, à medida que ele se adapta aos exercícios, tende a manifestar um maior controle do mecanismo de ventilação. Nessa ótica, no final da expiração, é possível orientá-lo a contrair levemente os músculos abdominais, para contribuir na exalação do ar.

Os exercícios expiratórios podem ser realizados em séries e repetições, assim como todos os outros exercícios respiratórios. Logo, em um programa de reabilitação pneumofuncional, convém o fisioterapeuta elaborar um plano de tratamento cujos exercícios respiratórios enfatizem o reestabelecimento da limitação primária. Por exemplo: se o paciente é portador de uma doença pulmonar restritiva, como pneumonia, pode prescrever os exercícios de padrão respiratório e os exercícios inspiratórios, uma vez que a enfermidade do paciente basicamente limita a inspiração. Entretanto, se ele tem alguma doença pulmonar obstrutiva, a exemplo de enfisema, é possível associar os exercícios de padrão respiratório aos exercícios expiratórios, já que as doenças obstrutivas limitam exatamente o fluxo aéreo expiratório.

Síntese

Neste capítulo, apresentamos as principais condutas fisioterapêuticas utilizadas no processo de reabilitação respiratória. Esclarecemos que os métodos, as técnicas e os recursos disponíveis se direcionam às alterações funcionais desencadeadas pelas doenças. Portanto, para a elaboração de um plano de tratamento, é necessário, primeiramente, reconhecer as alterações funcionais manifestadas pelos pacientes para, em seguida, determinar a melhor conduta de reabilitação. A abordagem fisioterapêutica de pacientes com disfunção respiratória deve considerar os resultados de uma avaliação minuciosa do sistema respiratório. A esse respeito, também explicamos que as condutas indicadas devem estar alinhadas às necessidades mais marcantes. Por exemplo, se um paciente apresenta hipersecreção de muco e foi recentemente extubado de um processo de ventilação mecânica prolongada, será preciso, antes de tudo, promover a higiene brônquica e, depois, realizar os exercícios respiratórios e a TEP. Para a progressão do tratamento, será possível instituir um treinamento muscular respiratório inicialmente com incentivadores respiratórios, e posteriormente evoluir o processo mediante o uso do POWERbreathe®.

Destacamos a necessidade de, sempre que possível, associar a cinesioterapia motora às condutas respiratórias em todos os segmentos ou condições em que o paciente estiver inserido. Isso porque o objetivo de qualquer programa de reabilitação é reestabelecer as funções do indivíduo, para que ele possa voltar a realizar adequadamente suas atividades.

Questões para revisão

1. Descreva o procedimento de aspiração endotraqueal enfatizando a sequência correta dos eventos.

2. Explique como estimar a carga (intensidade) de um treinamento muscular respiratório com POWERBreathe®.

3. O tratamento fisioterapêutico em um paciente em crise asmática inclui:
   a) nebulização, terapia de higiene brônquica e técnicas desinsuflativas.
   b) nebulização, terapia de higiene brônquica, técnicas desinsuflativas e TMR.
   c) nebulização e terapia de higiene brônquica.
   d) nebulização, terapia de higiene brônquica, padrões ventilatórios e repouso.
   e) nebulização, terapia de higiene brônquica e repouso.

4. Assinale a alternativa que apresenta as principais condutas fisioterapêuticas para um paciente com pneumonia:
   a) Terapia de higiene brônquica, TEP, TMR e incentivadores.
   b) Oxigenoterapia, terapia de higiene brônquica, TEP, TMR e incentivadores.

c) Terapia de higiene brônquica, TEP, técnicas desinsuflativas e TMR.
d) Oxigenoterapia, terapia de higiene brônquica, técnicas desinsuflativas e TMR.
e) Oxigenoterapia, incentivadores, TEP e técnicas desinsuflativas.

5. Analise as afirmativas a seguir a respeito das técnicas de fisioterapia respiratória:

I) Na maioria das vezes, a terapia de higiene brônquica é a primeira técnica utilizada no tratamento de afecções respiratórias.
II) A expiração abreviada é uma técnica desinsuflativa.
III) Na inspiração fracionada, o ar deve entrar pelo nariz e sair pela boca. Essa técnica visa fornecer uma melhor *performance* diafragmática.
IV) É preciso ter cuidado quanto ao uso de incentivadores respiratórios, porque pode provocar barotrauma.

Agora, assinale a alternativa que apresenta todas as proposições corretas:

a) I, II, III e IV.
b) I e III.
c) I.
d) I, III e IV.
e) III.

Questões para reflexão

1. Considerando os determinantes da troca gasosa, o fisioterapeuta pode instituir práticas terapêuticas para otimizar esse processo fisiológico tão importante para a manutenção do

funcionamento do corpo humano. A esse respeito, enumere os determinantes da troca gasosa e escolha uma conduta fisioterapêutica que possa favorecer cada um deles.

2. As técnicas de expansão pulmonar podem ser incrementadas com a aplicação de uma pressão positiva nas vias aéreas a partir de três abordagens:
   - VMNI (BiPAP);
   - EPAP;
   - CPAP.

   Com base nisso, estabeleça uma estratégia cronológica para aplicar as três abordagens em um paciente jovem que recentemente recebeu alta da UTI após dez dias de ventilação mecânica como tratamento após ferimento por arma de fogo na base do pulmão.

Considerações finais

Na abertura desta obra, comentamos que a fisioterapia atua em três especialidades consolidadas do ponto de vista técnico e científico. Isso significa que são áreas de atuação do fisioterapeuta em que a maioria das intervenções conta com evidências científicas sobre seus efeitos em desfechos clinicamente relevantes. Além disso, tais especialidades, regulamentadas por lei, facultam ao profissional dessa área ações técnicas voltadas ao tratamento e à reabilitação de pacientes portadores de disfunções do sistema musculoesquelético, alterações no sistema nervoso ou comprometimento da função respiratória.

Sob essa perspectiva, neste livro, ofertamos aos leitores um conhecimento teórico fundamental para a tomada de decisão quanto à escolha das condutas terapêuticas. A sequência dos capítulos foi pensada exatamente com o objetivo de permitir o estabelecimento de relações entre as características etiológicas e fisiopatológicas das principais doenças vivenciadas em cada especialidade, associadas às respectivas abordagens fisioterapêuticas.

No Capítulo 1, abordamos as principais doenças traumáticas e ortopédicas, para, em seguida, no Capítulo 2, discorrermos sobre as intervenções fisioterapêuticas comumente utilizadas no campo da traumatologia e no da ortopedia. Demonstramos, por exemplo, que os comprometimentos do sistema musculoesquelético, como lesões ligamentares, alterações posturais e lesões de cartilagem, têm na dor sua principal manifestação clínica. Por isso, versamos sobre os recursos para aliviá-la. Constatamos, também, que as alterações do desempenho muscular são inerentes ao processo de lesão traumática. Nessa ótica, comentamos sobre os métodos e as técnicas que podem ser utilizados com o fito de resgatar a mobilidade e o desempenho motor. A esse respeito, preocupamo-nos em estabelecer um vínculo entre os mecanismos patológicos, a sintomatologia e as intervenções recomendadas para o tratamento de cada problema.

Por sua vez, no Capítulo 3, explicamos como algumas doenças neurológicas se desenvolvem e se manifestam funcionalmente, para, no Capítulo 4, expormos as características de cada método fisioterapêutico referente à reabilitação neurológica. A integração do conhecimento desenvolvido nesses dois capítulos pode servir de subsídios para a tomada de decisão na prática. Afinal, a complexidade das doenças neurológicas direciona a escolha de múltiplas intervenções que devem ser promovidas concomitantemente. Na neurologia, uma única intervenção ou método não é o bastante para resgatar a funcionalidade. No entanto, é totalmente possível obter sucesso na reabilitação de pacientes neurológicos quando se associam métodos, técnicas e recursos que proporcionam um tratamento global em relação aos múltiplos comprometimentos sensoriais e motores determinados pelos danos patológicos ao sistema nervoso central.

Recorremos ao mesmo princípio para apresentar o conteúdo dos dois capítulos finais deste material: a atuação fisioterapêutica na área respiratória. É impossível que o fisioterapeuta institua condutas para tratar ou reabilitar disfunções do sistema respiratório sem antes conhecer as peculiaridades patológicas das principais enfermidades que atingem esse sistema vital. Assim, no Capítulo 5, detalhamos os mecanismos patológicos e o desenvolvimento da disfunção ventilatória, para que, no Capítulo 6, a apresentação das intervenções fisioterapêuticas tivesse um significado plausível para a tomada de decisão do profissional de fisioterapia.

Ao longo desta obra, embora tenhamos abordado especialidades distintas, na prática, o paciente pode apresentar problemas que demandam, ao mesmo tempo, o conhecimento das três especialidades. Por exemplo, pode ocorrer de uma criança portadora de paralisia cerebral, por causa de uma queda de sua cadeira de rodas, ter fraturado o fêmur e, consequentemente, ter precisado de intervenção cirúrgica e de internação hospitalar, tendo desenvolvido, em seguida, um quadro de pneumonia. O fisioterapeuta que atender essa criança ainda no ambiente hospitalar deverá, por exemplo, acionar competências e habilidades técnicas que lhe possibilitem atuar nos problemas neurológico (paralisia cerebral), traumático (fratura) e respiratório (pneumonia). Quando essa criança receber alta hospitalar e for atendida em domicílio ou em centro de reabilitação, o fisioterapeuta, da mesma forma, deverá acionar seus conhecimentos, ainda que sejam básicos, referentes às três especialidades discutidas neste livro. Isso significa que um fisioterapeuta com especialização neurofuncional não pode, por isso, negligenciar o tratamento de um problema ortopédico ou respiratório apresentado por um paciente. Ainda que o profissional direcione sua prática para determinada área, é fundamental contar com a competência necessária para atuar também de maneira generalista. Afinal, sua função não é tratar e reabilitar a doença em si, mas sim o paciente portador de limitações funcionais que interferem em sua qualidade de vida. A atuação desse profissional deve promover benefícios à saúde de uma pessoa, e não simplesmente para minimizar uma sequela.

E foi considerando esses contextos que desenvolvemos esta obra, para que você pudesse se apropriar de um aprendizado que lhe proporcione as habilidades necessárias para uma atuação mais ampla e segura. Esperamos ter atingido esse objetivo!

Lista de siglas

ADM	amplitude de movimento
AFE	aceleração do fluxo expiratório
AIT	acidente isquêmico transitório
AMP	*adenosine monophosphate* (adenosina monofosfato)
ARE	área de radiação efetiva
AS	Adeli Suit®
Asia	American Spinal Injury Association
ATP	*adenosine triphosphate* (adenosina trifosfato)
AVE	acidente vascular encefálico
BiPAP	*Bilevel Positive Airway Pressure* (pressão expiratória positiva nas vias aéreas com dois níveis)
CPAP	*Continuous Positive Airway Pressure* (pressão positiva contínua nas vias aéreas)
CFTR	*cystic fibrosis transmembrane condutance regulator* (condutância transmembranar de fibrose cística)
DA	doença de Alzheimer
DA	disreflexia autonômica
DP	doença de Parkinson
DPOC	doença pulmonar obstrutiva crônica
ECA	enzima conversora da angiotensina
ELA	esclerose lateral amiotrófica
EM	esclerose múltipla
EP	embolia pulmonar
EPAP	*Expiratory Positive Airway Pressure* (pressão expiratória positiva nas vias aéreas)
ERA	*effective radiation area* (área de radiação efetiva)

ETCC	estimulação transcraniana com corrente contínua
FC	fibrose cística
FES	*Functional Electrical Stimulation* (estimulação elétrica funcional)
FMR	força muscular respiratória
FNP	facilitação neuromuscular proprioceptiva
FSS	*Fatigue Severity Scale* (escala de seeridade de fadiga)
Gaba	*gamma-aminobutyric acid* (ácido gama-aminobutírico)
GI	gastrointestinal
GMFM	*gross motor function measure*
GMP	*guanosine monophosphate* (guanosina monofostato)
IB	índice de Barthel
IgE	imunoglobulina E
IPAP	*Inspiratory Positive Airway Pressure* (pressão positiva inspiratória nas vias aéreas)
IRA	insuficiência respiratória aguda
Irex®	Interactive Rehabilitation Exercise System
IV	radiação infravermelha
MEM	Miniexame do Estado Mental
MIF	medida de independência funcional
OMS	Organização Mundial da Saúde
OOAF	oscilação oral de alta frequência
OTG	órgãos tendinosos de Golgi
PC	paralisia cerebral
Pedi	*Pediatric Evaluation of Disability Inventory* (Inventário de Avaliação Pediátrica de Incapacidade)
PEEP	*Positive End-Expiratory Pressure* (pressão expiratória final positiva)
PEmáx	pressão expiratória máxima
PImáx	pressão inspiratória máxima
RM	repetição máxima
RMF	ressonância magnética funcional

RNA	*ribonucleic acid* (ácido ribonucleico)
RSV	*respiratory syncytial virus* (vírus respiratório sincicial)
SD	síndrome de Down
SI	síndrome do impacto
SNA	sistema nervoso autônomo
SNC	sistema nervoso central
SNP	sistema nervoso periférico
SNS	sistema nervoso simpático
TCI	terapia por contenção induzida
Tens	*Transcutaneous Electrical Nerve Stimulation* (estimulação elétrica nervosa transcutânea)
TEP	terapia de expansão pulmonar
TIS	terapia de integração sensorial
TMR	treinamento muscular respiratório
TNI	terapia neuromotora intensiva
TVP	trombose venosa profunda
TRM	traumatismo raquimedular
US	ultrassom
UTI	unidade de terapia intensiva
VIF	variação de intensidade e frequência
VMI	ventilação mecânica invasiva
VMNI	ventilação mecânica não invasiva
VRET	*virtual reality exposure therapy* (terapia de exposição à realidade virtual)
VRSS	*Virtual Reality Rehabilitation System*

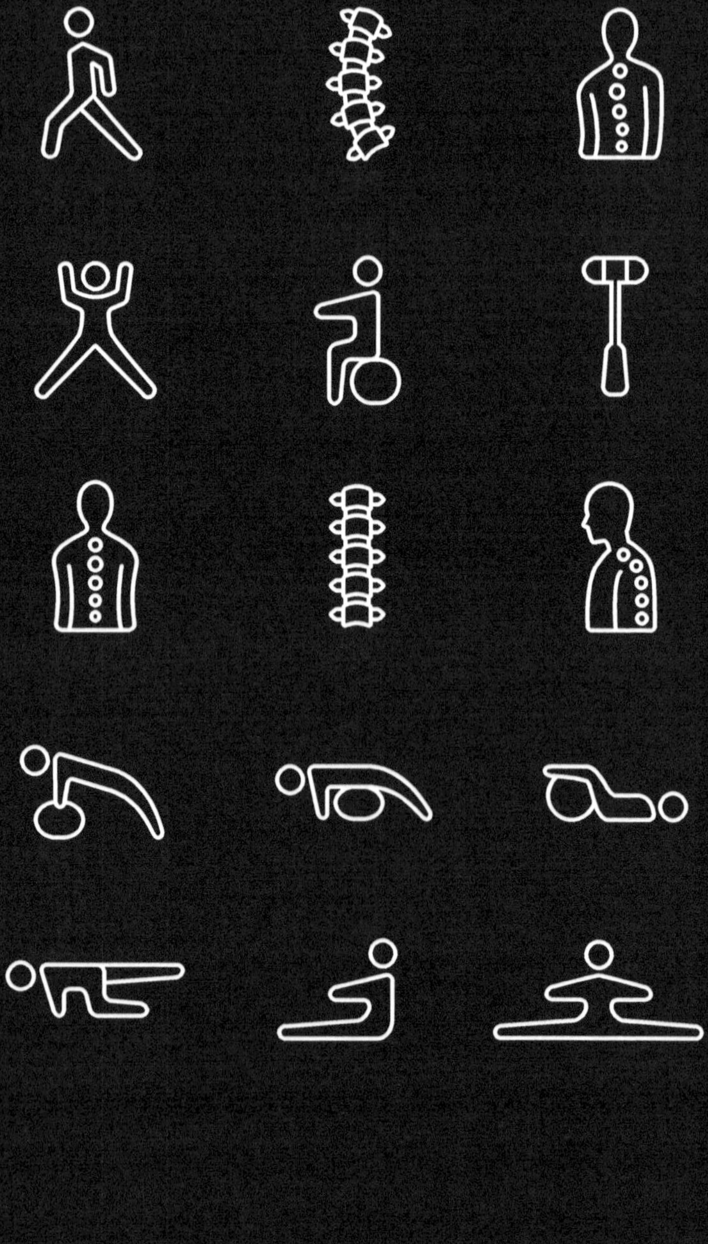

Referências

BOON, H. et al. Influence of Chronic and Acute Spinal Cord Injury on Skeletal Muscle Na+-K+-ATPase and Phospholemman Expression in Humans. **American Journal of Physiology-Endocrinology and Metabolism**, v. 302, n. 7, p. E864-E871, 2012.

BRUCHEZ, R. et al. Mirror Therapy in Children with Hemiparesis: a Randomized Observer-Blinded Trial. **Developmental Medicine & Child Neurology**, v. 58, n. 9, p. 970-978, 2016.

CAMPOS, M. F. et al. Epidemiologia do traumatismo da coluna vertebral. **Revista do Colégio Brasileiro de Cirurgiões**, v. 35, n. 2, p. 88-93, 2017.

CHOI, Y. H.; PAIK, N. J. Mobile Game-Based Virtual Reality Program for Upper Extremity Stroke Rehabilitation. **Journal of Visualized Experiments**, v. 133, n. 56241, 2018.

CUNHA, J. M. et al. Functional Electrical Stimulation of the Peroneal Nerve Improves Post-Stroke Gait Speed when Combined with Physiotherapy: a Systematic Review and Meta-Analysis. **Annals of Physical and Rehabilitation Medicine**, v. 64, n. 1, 2021.

DOBSON, R.; GIOVANNONI, G. Multiple Sclerosis: a Review. **European Journal of Neurology**, v. 26, n. 1, p. 27-40, 2019.

ELBASAN, B. et al. Effects of Neuromuscular Electrical Stimulation and Kinesio Taping Applications in Children with Cerebral Palsy on Postural Control and Sitting Balance. **Journal of Back and Musculoskeletal Rehabilitation**, v. 31, n. 1, p. 49-55, 2018.

FEITOSA, J. A. et al. Effects of Virtual Reality-Based Motor Rehabilitation: a Systematic Review of fMRI Studies. **Journal of Neural Engineering**, v. 24, n. 19, 2022.

GARCÍA-BRAVO, S. et al. Virtual Reality and Video Games in Cardiac Rehabilitation Programs: a Systematic Review. **Disabil Rehabil**, v. 43, n. 4, p. 448-457, 2021.

GONG, Y. et al. Effects of Repetitive Transcranial Magnetic Stimulation Combined with Transcranial Direct Current Stimulation on Motor Function and Cortex Excitability in Subacute Stroke Patients: a Randomized Controlled Trial. **Clinical Rehabilitation**, v. 35, n. 5, p. 718-727, 2021.

HAO, J. et al. Effects of Virtual Reality Intervention on Neural Plasticity in Stroke Rehabilitation: a Systematic Review. **Archives of Physical Medicine and Rehabilitation**, v. 103, n. 3, p. 523-541, 2022.

HOARE, B. J. et al. Constraint-Induced Movement Therapy in Children with Unilateral Cerebral Palsy. **Cochrane Database of Systematics Reviews**, v. 4, n. 4, 2019.

IKBALI AFSAR, S. et al. Virtual Reality in Upper Extremity Rehabilitation of Stroke Patients: a Randomized Controlled Trial. **Journal of Stroke and Cerebrovascular Diseases**, v. 27, n. 12, p. 3473-3478, 2018.

KITCHEN, S. **Eletroterapia**: prática baseada em evidências. 11. ed. Barueri: Manole, 2003.

PATEL, D. R. et al. Cerebral Palsy in Children: a Clinical Overview. **Translational Pediatrics**, v. 9, Suppl. 1, p. S125-S135, 2020.

ROBERTSON, V. **Eletroterapia explicada**: princípios e prática. 4. ed. Barueri: Manole, 2009.

SIVARAMAKRISHNAN, A.; SOLOMON, J. M.; MANIKANDAN, N. Comparison of Transcutaneous Electrical Nerve Stimulation (TENS) and Functional Electrical Stimulation (FES) for Spasticity in Spinal Cord Injury: a Pilot Randomized Cross-Over Trial. **The Journal of Spinal Cord Medicine**, v. 41, n. 4, p. 397-406, 2017.

THIEME, H. et al. Mirror Therapy for Improving Motor Function after Stroke. **Cochrane Database of Systematic Reviews**, v. 7, n. 7, 2018.

Obras consultadas

ASIA – American Spinal Injury Association. **International Standards for Neurological Classification of Spinal Cord Injury**. Atlanta, 2011. [on-line].

ASSIS, R. D. **Condutas práticas em fisioterapia neurológica**. Barueri: Manole, 2012.

BEAR, M. F.; CONNORS, B. W.; PARADISCO, M. A. **Neurociências**: desvendando o sistema nervoso. 2. ed. Porto Alegre: Artmed, 2002.

COHEN, H. **Neurociência para fisioterapeutas**: incluindo correlações clínicas. 2. ed. Barueri: Manole, 2001.

CRENSHAW, A. H. **Cirurgia ortopédica de Campbell**. 8. ed. Barueri: Manole, 1997.

DANDY, D. **Ortopedia e traumatologia prática**: diagnóstico e tratamento. 2. ed. Rio de Janeiro: Revinter, 2000.

DORETTO, D. **Fisiopatologia clínica do sistema nervoso**: fundamentos e semiologia. 2. ed. São Paulo: Atheneu, 2005.

DUTTON, M. **Fisioterapia ortopédica**: exame, avaliação e intervenção. Porto Alegre: Artmed, 2010.

GYGAX, M. J.; SCHENEIDER, P.; NEWMAN, C. J. Mirror Therapy in Children with Hemiplegia: a Pilot Study. **Developmental Medicine & Child Neurology**, v. 53, n. 5, p. 473-476, 2011.

HEBERT, S. et al. **Ortopedia e traumatologia**: princípios e prática. 3. ed. Porto Alegre: Artmed, 2009.

KARA, O. K. et al. Combined Effects of Mirror Therapy and Exercises on the Upper Extremities in Children with Unilateral Cerebral Palsy: a Randomized Controlled Trial. **Developmental Neurorehabilitation**, v. 23, n. 4, p. 253-264, 2020.

KOTTKE, F. J.; LEHMANN, J. F. **Tratado de medicina física e reabilitação de Krusen**. 4. ed. Barueri: Manole, 1994.

LEE, D.; LEE, G. Effect of Afferent Electrical Stimulation with mirror Therapy on Motor Function, Balance, and Gait in Chronic Stroke Survivors: a Randomized Controlled Trial. **European Journal of Physical and Rehabilitation Medicine**, v. 55, n. 4, p. 442-449, 2019.

LIANZA, S. **Medicina de reabilitação**. 3. ed. Rio de Janeiro: Guanabara Koogan, 2001.

MACHADO, M. G. R. **Bases da fisioterapia respiratória**: terapia intensiva e reabilitação. Rio de Janeiro: Guanabara Koogan, 2013.

SARMENTO, G. J. V. **Fisioterapia respiratória no paciente crítico**: rotinas clínicas. 3. ed. São Paulo: Manole, 2010.

SCANLAN, C. L.; WILKINS, R. L.; STOLLER, J. K. **Fundamentos da terapia respiratória de Egan**. 7. ed. Barueri: Manole, 2000.

SILVA, L. C. C. **Condutas em pneumologia**. Rio de Janeiro: Revinter, 2001.

STARKEY, C. **Recursos terapêuticos em fisioterapia**: termoterapia, eletroterapia, ultrassom, terapias manuais. 2. ed. São Paulo: Manole, 2001.

WEBBER, B. **Fisioterapia para problemas respiratórios e cardíacos**. 2. ed. Rio de Janeiro: Guanabara Koogan, 2002.

WEST, J. B. **Fisiologia respiratória moderna**. São Paulo: Manole, 1996.

Respostas

Capítulo 1

Questões para revisão

1. São considerados fatores etiológicos para o desenvolvimento de lesões na cartilagem hialina: microtraumas repetitivos; sobrepeso; uso excessivo da articulação; doenças reumáticas; lesões ligamentares tratadas de modo inadequado; lesões meniscais; meniscetctomia.
2. No início do evento de consolidação óssea, ocorre um processo infamatório agudo com a ação de vários mecanismos patológicos, os quais preparam o local da fratura para o processo de reparo. Nesse momento, diversos mediadores químicos são liberados, com o objetivo de induzir a proliferação de células envolvidas no reparo tecidual, a exemplo de fibroblastos, condrócitos e osteoblastos.
3. d
4. a
5. c

Questões para reflexão

1. A suspeita diagnóstica é de lesão do ligamento cruzado anterior.
2. Pode ser indicado um dos três testes: teste de gaveta anterior, Teste de Lachman e Teste de Macintosh ou Pivot Shift.
3. Devem ser citadas condutas para o alívio da dor, como estabilização segmentar, posicionamento funcional e repouso.

Capítulo 2

Questões para revisão

1. A dor é uma sensação conduzida ao SNC por meio de fibras nervosas de pequeno calibre, as quais têm baixa velocidade de condução. Quando a eletricidade atua como recurso analgésico, são estimuladas fibras de grosso calibre e de maior velocidade na propagação do impulso nervoso. Como existe um sistema de comporta na região medular onde uma competição de estímulos induz a inibição de estímulos mais lentos, caso haja duas entradas sensoriais, a preferência será pela que apresenta maior velocidade de propagação. Consequentemente, esse efeito inibirá a aferência pelos neurônios de calibre mais fino, como é o caso das fibras nociceptivas.
2. São considerados elementos do desempenho muscular: força; resistência muscular à fadiga; potência muscular; propriocepção; equilíbrio; coordenação motora. Sabendo-se disso, podem ser selecionados os exercícios mais adequados para cada um desses elementos.
3. a
4. b
5. c

Questões para reflexão

1. Em uma lesão ligamentar ocorrem sintomas como dor, edema e limitação da amplitude de movimento. Diante disso, devem ser empregados recursos fisioterapêuticos para analgesia, minimização do edema e mobilização precoce da articulação.
2. O tipo de treino resistido indicado na questão tem o intuito de aumentar a resistência muscular à fadiga, e seu uso é preconizado no início da fase de aquisição de desempenho muscular para qualquer tipo de lesão no aparelho locomotor.

Capítulo 3

Questões para revisão

1. Os **movimentos reflexos** são os mais simples e representam uma reação primitiva extremamente necessária para a manutenção da integridade física do corpo humano. Por sua vez, os **movimentos rítmicos** são aqueles que, embora possam ser controlados, muitas vezes acontecem não intencionalmente. Já os **movimentos voluntários** têm alto grau de complexidade, pois dependem da integração de mecanismos neurofisiológicos que permitem os ajustes necessários e o controle eficaz da resposta motora.

2. Há três tipos de PC: espástica, discinética e atáxica. A espástica se caracteriza pelo aumento do tônus muscular, com exacerbação dos reflexos miotáticos, presença de clônus e positividade do reflexo cutâneo plantar (reflexo de Babinski). A discinética tem como peculiaridade a presença de movimentos atípicos, sobretudo no início de algum movimento voluntário. Nesse tipo de PC, ocorre uma variabilidade do tônus desencadeada pelo movimento (distonia). Além disso, é comum haver movimentos coreicos, que consistem em flutuações contínuas das contrações musculares, os quais são imprevisíveis, irregulares e executados em um padrão aleatório. Diferentemente da paralisia cerebral espástica, a discinética é ocasionada por lesão no sistema extrapiramidal, especialmente no corpo estriado, no globo pálido, na substância negra e no núcleo subtalâmico. Por fim, a paralisia cerebral se configura por alterações na coordenação dos movimentos. Normalmente, os portadores desse tipo de paralisia aumentam a base de sustentação do corpo durante a marcha. Verificam-se hipotonia, tremor intencional, alterações nos mecanismos de controle postural e disartria (distúrbio na articulação da fala). Esse tipo de PC decorre de lesão nas vias de integração neuronal entre o córtex motor e o cerebelo.

3. b
4. d
5. e

Questões para reflexão

1. As lesões relacionam-se ao sistema piramidal. Lesões no 1º neurônio motor surgem no encéfalo antes da decussação das pirâmides. Já as do 2º neurônio motor ocorrem no nível medular, ou seja, após a decussação das pirâmides. Quando a lesão ocorre no 1º neurônio motor, o paciente normalmente manifesta espasticidade e hiper-reflexia, e o acometimento motor é do hemicorpo contralateral ao local da lesão. Por sua vez, as lesões no 2º neurônio motor têm como característica a hiporreflexia e a diminuição do trofismo muscular, e as disfunções acontecem estritamente no segmento inervado por esse neurônio.

2. A coluna vertebral tem vários níveis de raízes nervosas. Logo, as lesões na região cervical normalmente levam a alterações funcionais nos membros superiores e inferiores, bem como no tronco e nos reflexos autonômicos. A magnitude das manifestações está relacionada com o nível da lesão cervical. As lesões na região torácica vinculam-se a limitações funcionais dos membros inferiores e dos reflexos autonômicos, preservando a integridade dos membros superiores e do tronco. Já nas lesões na região lombar e sacral, o acometimento funcional é predominantemente nos membros inferiores, sem prejuízo às funções autonômicas primárias e à manutenção da integridade dos membros superiores e do tronco.

Capítulo 4

Questões para revisão

1. Na abordagem funcional, há os métodos Bobath e Kabat e o protocolo PediaSuit®. Com relação à abordagem compensatória, é possível

indicar a cinesioterapia convencional, a TCI e a terapia do espelho. Por fim, para a abordagem paliativa, estão a prática mental, a psicomotricidade e a estimulação sensorial.
2. A inibição autogênica se refere à inibição do estímulo motor aos músculos estirados, e a inibição recíproca se caracteriza pela coordenação entre os músculos agonistas e antagonistas.
3. c
4. a
5. b

Questão para reflexão

1. O bíceps braquial apresenta predominantemente fibras do tipo II; por isso, o ajuste de frequência deve estar entre 80 e 100 Hz. Por se tratar de uma criança, faz-se necessário promover os ajustes nas larguras de pulso mais baixas, nos tempos de contrações menores e na modulação dos tempos de subida e descida da corrente elétrica, com o intuito de oferecer conforto durante a estimulação.

Capítulo 5

Questões para revisão

1. As substâncias nocivas presentes no cigarro são fatores irritativos e tóxicos, especialmente o alcatrão. Certos eventos citotóxicos ocorrem primariamente nas vias aéreas condutoras, induzindo o desenvolvimento de modificações no epitélio traqueobrônquico que caracteriza a bronquite crônica. Além disso, as substâncias nocivas do cigarro, ao atingirem a zona respiratória, principiam uma série de mecanismos que culminam com a degradação elástica dos pulmões, levando ao enfisema pulmonar
2. As crianças têm poucas enzimas conversoras de angiotensina ou, ainda, nem as desenvolveram. Além disso, o interior das células

respiratórias das crianças apresenta um pH levemente alcalino, o que impede a fusão do vírus com a membrana endossômica.
3. d
4. e
5. d

Questões para reflexão

1. O processo envolve a ocorrência de uma consolidação pulmonar basal, a exemplo de formação de parábola, desvio do mediastino para o lado contralateral e redução de expansibilidade ipsilateral.

2. Nesse caso, o paciente portador de asma apresenta dificuldades no fluxo expiratório; sendo acometido por pneumonia, ocorre restrição do fluxo inspiratório. Nessa situação, há intenso aumento de trabalho respiratório, o que possivelmente leva a um quadro de alcalose respiratória, a qual, se não corrigida rapidamente, pode causar uma parada respiratória. Além disso, a limitação geral da ventilação pode levar à atelectasia e, com efeito, agravar o quadro do paciente.

Capítulo 6

Questões para revisão

1. A sequência de ações técnicas e procedimentais é: selecionar os recursos necessários; lavar as mãos; calçar as luvas de procedimento; pré-oxigenar o paciente; auscultar; testar o sistema de vácuo; montar o circuito de aspiração; calçar as luvas estéreis; escolher a mão estéril; ligar o vácuo com a mão não estéril; travar a mangueira; introduzir a cânula na via aérea do paciente com a mão estéril; liberar o vácuo; retirar lentamente a cânula e repetir o procedimento, se necessário.

2. A determinação da carga depende da FMR do paciente avaliada por manovacuometria. Contudo, em geral, no início do treinamento, a carga recomendada é de 15% da PiMAX, e à medida que o paciente evolui, esse percentual pode ser aumentado, até 40% da PiMAX.
3. e
4. b
5. b

Questões para reflexão

1. Os determinantes da troca gasosa são: a superfície de troca, a espessura da barreira alvéolo-capilar e a concentração de oxigênio. Reconhecendo os determinantes, é possível promover condutas como: a TEP, para aumentar a superfície de troca e reduzir a espessura da barreira alvéolo-capilar; e oxigenoterapia, a fim de aumentar a concentração de oxigênio.
2. O paciente que permanece por dez dias sob suporte ventilatório desenvolve alguma dificuldade de manter a expansibilidade pulmonar. Por isso, é importante levar em conta a característica de cada uma das abordagens de TEP. Isso posto, é possível indicar a abordagem com VMNI nas fases iniciais ou no pós-alta imediato. Em seguida, acompanhando a evolução do paciente, pode-se utilizar a abordagem com CPAP. Somente quando o paciente manifestar total controle e força respiratória suficiente será possível proceder à abordagem com EPAP.

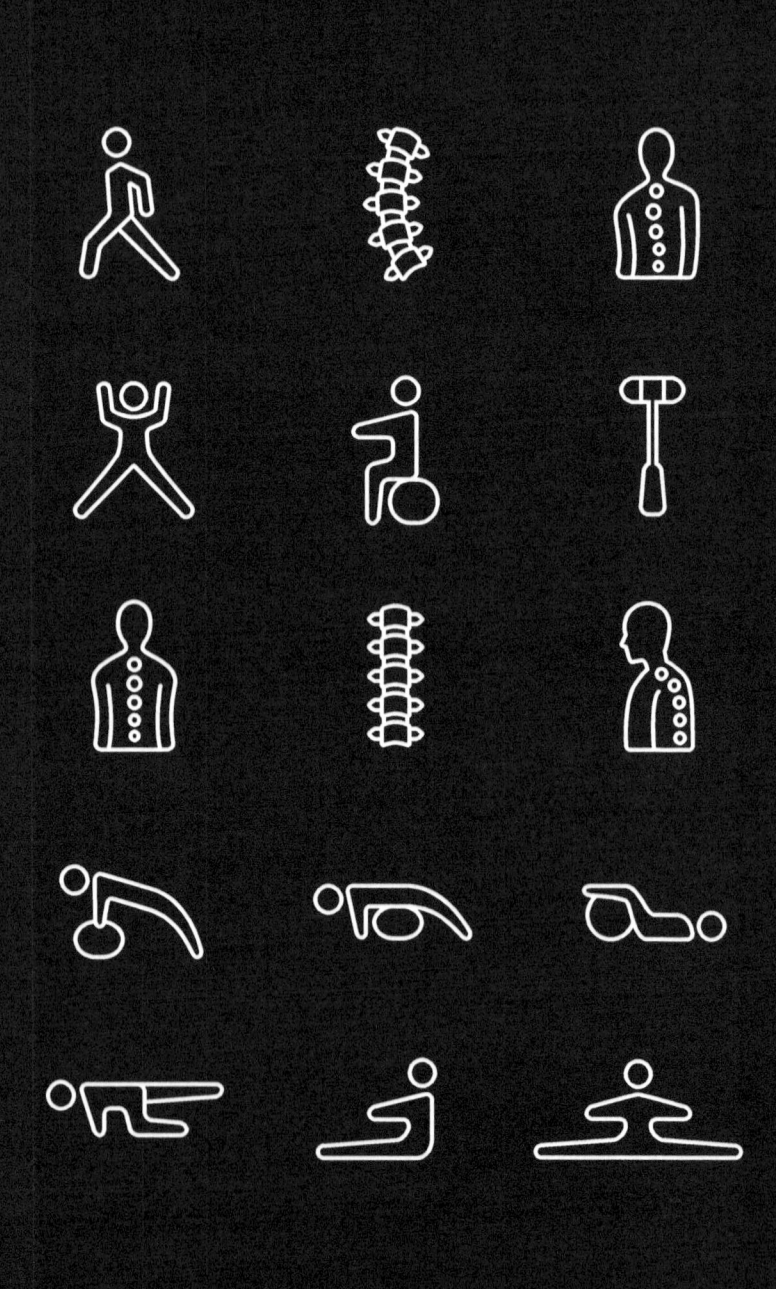

Sobre o autor

Vinícius Gomes Machado é mestre em Fisioterapia pela Universidade Federal de Pernambuco (UFPE) e graduado em Fisioterapia pela Universidade Estadual do Sudoeste da Bahia (UESB). Atualmente, é professor do curso de Fisioterapia do Centro Universitário UniDomBosco. Foi docente do curso de Fisioterapia nas seguintes instituições: Faculdade de Tecnologia e Ciências (FTC); Faculdades Integradas do Sertão (FIS); Centro Universitário Brasileiro (Unibra); Faculdade Metropolitana da Grande Recife (FMGR); e Centro Universitário Campos de Andrade (Uniandrade), onde também atuou como coordenador de curso. Trabalha clinicamente como fisioterapeuta intensivista e na reabilitação cardíaca, pulmonar e metabólica. Atualmente, é bolsista do Conselho Nacional de Desenvolvimento Científico e Tecnológico (CNPq) do programa de Doutorado em Tecnologia e Inovação em Saúde da Pontifícia Universidade Católica do Paraná (PUCPR).

Os papéis utilizados neste livro, certificados por instituições ambientais competentes, são recicláveis, provenientes de fontes renováveis e, portanto, um meio responsável e natural de informação e conhecimento.

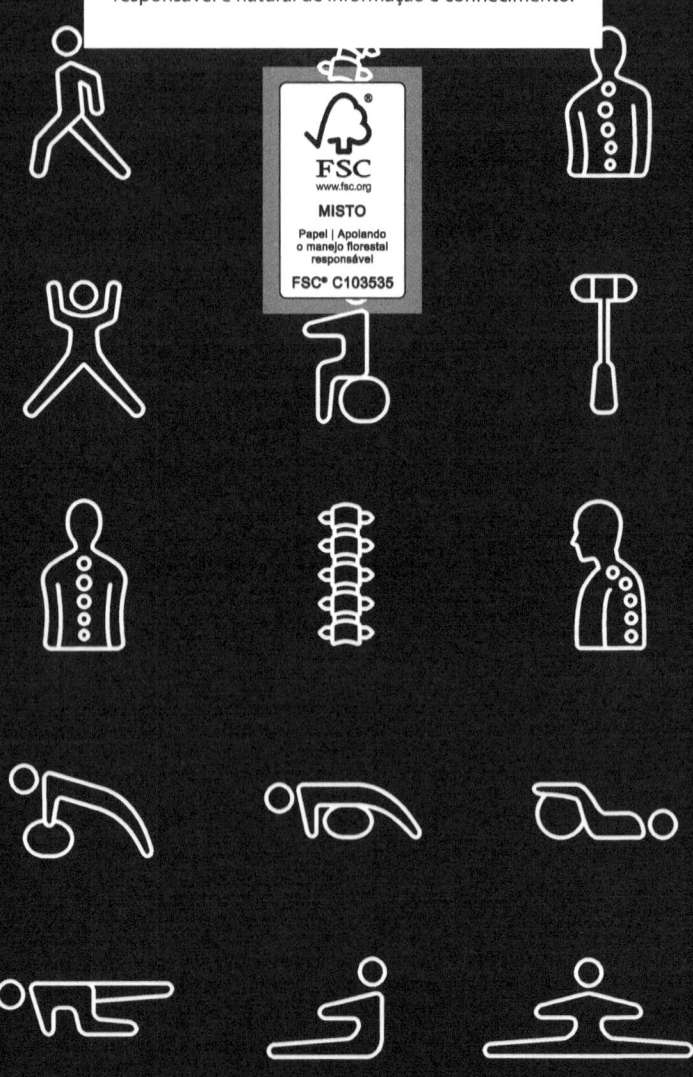

FSC
www.fsc.org
MISTO
Papel | Apoiando o manejo florestal responsável
FSC® C103535

Impressão: Reproset